「やる気」のある自分に出会える本

笹氣健治

Sasaki Kenji

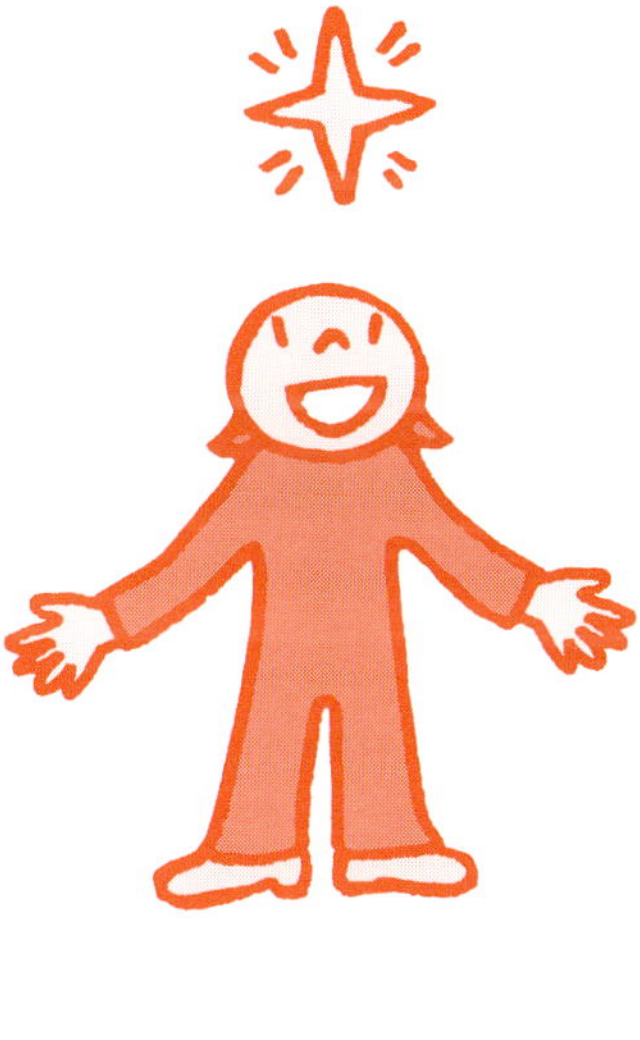

スリーエーネットワーク

『リラックスしてやる気が起きる本です。』

ずっと、「やる気」を持続できる人はいません。
「やる気」の出ないとき、自分を責めがちです。
でも、それでは、逆効果です。

本書は、「やる気」のメカニズムを鮮やかに解き明かし、
静かな情熱を思い出させてくれます。
人生を心から楽しむヒントがいっぱい詰まっています。
読み進めていくうちに、気がついたら、自然と新しいことに
挑戦していく自分を発見することでしょう。

本田健

まえがき

「やらなきゃ！」と思うのに、なぜかやる気が起きない…

あなたは今、このように悩んだり苦しんだりしている真っ只中ですか？

もしそうだとしたら、よくぞ本書を手に取られました。

やる気が起きない時は、文字を読むことさえ面倒に思ってしまうものです。中には、何もかもやる気が起きずに、やっとの思いで本書を開いている人もいるかもしれません。

あるいは、「やる気が起きずに悩んだ経験があるので、またいつかやる気が起きなくなった時のために備えたい」という目的で本書を手に取られた方もいるでしょう。

本書は、**「どうしてもやる気が起きない状況をなんとかしたい」**といったつらい状況から、自分一人で抜け出すためのヒントをご紹介する本です。

ただし、過労や寝不足などで疲労がたまっているためにやる気が低下していて、休養をとれば解決するような状況は対象としていないことをあらかじめお断りしておきます。特に、食欲不振や眠れないといった身体機能の異常が見られる時には、まず医療機関で診断を受けることが必要なことも覚えておいてください。

本書で紹介する「やる気を回復するための対処法」は、過労や寝不足でもなく、身体機能の異常が見られるわけでもないのに、なぜかやる気が起きなくなってしまう状況への対処法です。このようなやる気が起きない状況には必ず心理的な原因があります。

その**原因を知り、適切に対処することで、再びやる気を取り戻すことができるようになります**。もちろん、やる気が起きない時というのは、いろいろ考えたり、ちょっとした取り組みをすること自体、やる気が起きないものです。

そのために本書では、やる気が起きない原因をできるだけシンプルに説明し、つらい状況の下でも何とか取り組めるように、簡単で即効性のある対処方法をわかりやすくお伝えしていきます。

ですから、あまりいろいろ考えず、まずは取り組んでみてください。実際に取り組むことで、この方法の効果を実感できると思います。

ところで、**実は私自身、やる気が起きなくなって何も行動できずに苦しんだ時期がありま**

した。当時は、私のカウンセリングのスーパーバイザーである堀之内高久先生（横浜国立大学助教授）に助けていただきましたが、その経験が本書の出発点になっています。

その後、私は「やる気が起きない」原因と対処法について研究を深め、自分自身だけではなく、多くの人に対して有効な対処法を確認してきました。インターネットを使って、「やる気が起きない」悩みに限定したカウンセリングを集中的に実施したこともあります。その時は、全国二百人以上の方々に対してメールカウンセリングを行いましたが、本書を書くに当たってその経験が大いに生きています。

「やる気が起きない」のは、程度の差こそあれ一時的なものです。ですから、なんとかそのつらさを耐えしのぐことができれば、また以前のようにがんばれるようになります。
ただし、そのためには、適切な耐え方を知ることが大切です。自己流ではなかなかうまくいかない場合が多いので、心の専門家が提案する適切な対処方法が有効なのです。

やる気が起きない状態を抜け出すために、本書で紹介されている考え方や取り組み方法をぜひ役立ててください。この方法を知ることは、今のやる気が起きない状態を克服するだけでなく、再びやる気が起きなくなって悩んだ時にも、また、今後やる気が起きなくなってしまうのを予防するためにもきっと役に立つでしょう。

二〇〇六年九月

笹氣健治

【今すぐなんとかしたい人のための、タイプ別ショートカット】

ギリギリまでやる気が起きない「先送り型」 ↓30ページ

・締め切りギリギリまで取り掛かれない
・ちょっと面倒なことになると気が乗らなくなり、日常の単純作業をついやってしまう
・やらなければならないことにいざ取り組もうと思っても、ついつい他のことが気になって集中できず、結局なかなか取り掛かることができない
・次回こそはすぐに取り掛かろうと反省しても、また同じ先送りを繰り返してしまう

気になることでやる気が削がれる「気分散漫型」 ↓54ページ

・予定外の急な仕事などで計画が狂ってしまうと、気分が乗らなくなってしまう
・気がかりなことなど、周りの環境に気分が影響される
・イヤなことが頭から離れなくて、しばらくの間、イライラしたり落ち込んだりする
・いったん気分が乗らなくなると、なかなかやる気が戻らなくなる

行動しようとしてもやる気になれない「失敗回避型」

↓ 80ページ

・好奇心旺盛で、やりたいことが次から次へと浮かんでくる
・積極的にいろいろなことに取り組もうとするが、どれも中途半端に終わってしまう
・行動を起こす前からアレコレいろいろなことを考えて、不安や迷いを感じてしまう
・他人と自分を比較して、嫉妬や焦り、あるいは不安を感じて、やろうと思ったことに集中できなくなる

何もかもやる気になれない「燃え尽き型」

↓ 114ページ

・一生懸命がんばっていたのに、ある日突然、何もかもやる気が起きなくなってしまう
・やる気のなさは日常のすべての行動にも影響してしまう
・今まで自分がやってきたことがどうでもよく思えてしまう
・自分が何をしても無意味だと感じてしまう

「やる気」のある自分に出会える本●目次

第5章 何もかもやる気になれない「燃え尽き型」

第1章

やる気が起きない 4つのタイプ

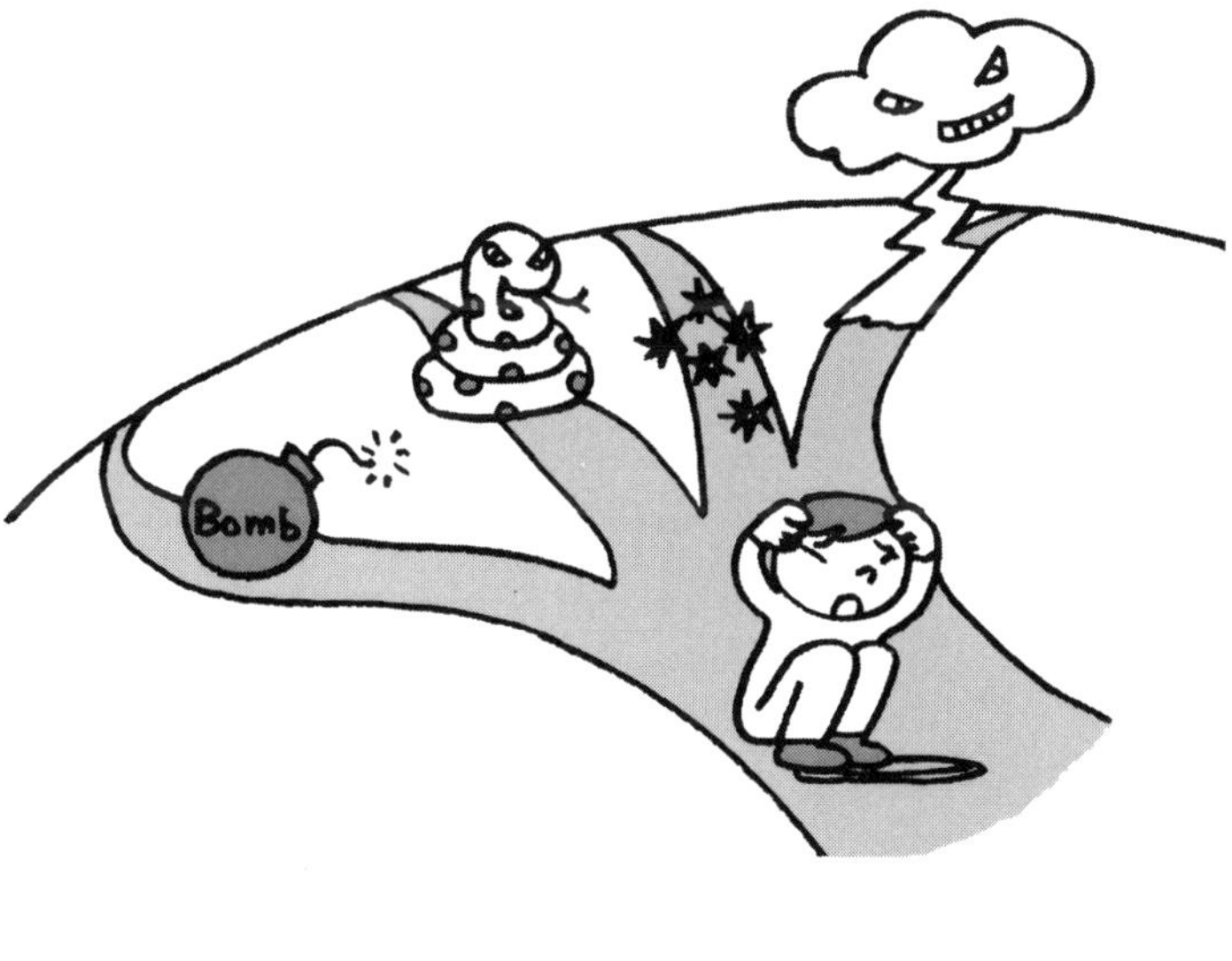

ひとことで「やる気が起きない」と言っても、実はさまざまなケースがあります。本書では、やる気が起きない状態を四つのタイプに分けて考えてみることにします。まずは、それぞれのタイプはどういうものなのか、典型的な四人の告白をお聞きください。

Aさんの告白

月末に必ず報告書を提出しなければならないのですが、いつもギリギリまでやる気が起きません。直前になって慌てないようにと、前もって少しずつ準備しておこうと思うのですが、どうしてもギリギリになるまで取り掛かる気になれないのです。

事前に取り掛かろうとしていざパソコンの前に座ると、ついメールチェックをしたり、ホームページを見てしまったり、あるいは、たまっている単純な日常業務を思い出して先にやってしまったりします。そして、結局、締め切り直前になってから報告書をつくり始めるのです。たまに、「間に合わないかも…やばい!」と焦る時もあります。でも、不思議とギリギリには完成するのです。毎回なんとか間に合わせることができているので、どうにか救われています。

いつも、「今度こそはギリギリになる前に取り掛かろう」と思うのですが、結局、

「何とかなるから、まぁ、いいかな」と割り切ってしまい、ずっとこのパターンから抜け出すことができません。

このようなAさんは「先送り型」です。

Bさんの告白

私は普段から仕事をテキパキこなす方だと思います。でも、予定外の急な仕事のために計画が狂ってしまうと、なかなか元のペースに戻すことができなくなります。別の仕事を押しつけられたり、クレーム対応など緊急の仕事が入ったりしてようやくそれを終わらせた後は、「もう今日はいいや」と気分が乗らなくなってしまい、やる気が元に戻りません。あと、イヤなことや気がかりなことがあると、それが頭に引っかかって本来やるべきことが手につかなくなることも多いです。

先日、自宅に携帯電話を忘れて来てしまい、「取りに戻ろうか、どうしようか」「着信があったらどうしよう?」と落ち着かなくなり、仕事もあまり手につかない状態が半日続きました。失敗して落ち込んだ時などは、沈んだ気持ちから抜け出すのに結構時間がかかります。このように、イヤな気持ちを引きずることがよくあって、そうなるとやる気がなかなか起きなくなってしまうのです。

Bさんのようなやる気が起きないタイプは「気分散漫型」です。

Cさんの告白

私は今、本を読んだりセミナーに参加したりして自己啓発に取り組んでいます。「このままでは終わりたくない」という気持ちが強いのかもしれません。精力的にいろいろな情報を集めて、どうやって活用しようかなと毎日考えています。好奇心旺盛で、やりたいことが次から次へと浮かんできます。

今は、インターネットを使ってビジネスをやってみようか、もしくは、株を購入してみようかと思ったりしています。でも、「今さら遅いかな?」という不安や迷いを感じることがよくあって、いろいろ考えているうちになんとなくやる気が起きなくなってしまうことが多いのです。

それに、行動に移そうと思って計画をつくり始めると、いろいろクリアしなければならない問題があることに気づいてやる気が減少していき、結局は、計画倒れに終わるケースが多いかもしれません。また、成功している人を見て、「自分も成功したい」と思ったりする一方、「自分にはムリかな?」と不安を感じたりもしています。

とにかく、いろいろ考えているうちに集中力が途切れてしまうことが多く、一つのことに対してモチベーションが長続きしないのです。


Cさんのようなタイプは「失敗回避型」です。

Dさんの告白

私は、一年前からインターネットで個人的にメールマガジンを発行しています。本業の方でもバイタリティのある社員として評価されていると思っています。

メールマガジンを始めようと思ったのは、自分の経験から学んだことを多くの人に発信したいという気持ちからです。いつかは本を書いて出版することが目標です。でも、実は今すごく落ち込んでいるのです。二週間前のある日突然、何もかもやる気が起きなくなってしまったのです。毎週欠かさず書いていたメールマガジンの発行もサボってしまいました。ある時などは、パソコンの電源を入れることさえ億劫に感じることもありました。悪いことに、やる気が起きない気持ちは本業の仕事にも影響してしまっています。

今はなんとか日常業務だけはこなしていますが、それでも本当にやっとの思いでやっているのです。いくらがんばろうとしてみてもどうしてもやる気が起きません。「私は一体何のために生きているのだろう?」という気持ちにさえなっています。今まで一生懸命やってきたことも、なんかどうでもよく思えてきました。

このようなDさんは「燃え尽き型」になります。

いかがでしたか? Aさん、Bさん、Cさん、Dさんの四人とも、「やる気が起きない」という同じ言葉を使っていますが、状況が異なっていることがわかるでしょう。それでは次に、各タイプを理解するためにそれぞれの特徴を整理してみましょう。

Aさんの場合　**先送り型**

先送り型の特徴をまとめると次のようになります。

◎締め切りギリギリまで取り掛かれない
◎ちょっと面倒なことになると気が乗らなくなり、日常の単純作業につい手が伸びてしまう
◎やらなければならないことにいざ取り組もうと思っても、ついつい他のことが気になって集中できず、結局なかなか取り掛かることができない
◎次回こそはすぐに取り掛かろうと反省しても、また同じことを繰り返してしまう

先送り型は、Aさんのように、「やる気が起きない」と言いながらも、最終的には行動には移します。グズグズ、ズルズルと先送りしてしまうものの、最終的には仕事を終わらせることができるので、懲りずにまた同じことの繰り返しになってしまうのです。

結果的になんとか行動はできているので、大きな問題はないと言えるかもしれません。問題があるとすれば、行動に移るまでの間、焦ったり不安に襲われたりといったイヤな気分を味わうことかもしれません。

しかし、「のど元過ぎれば熱さ忘れる」という言葉通り、その気持ちはすぐに薄れていき、結局また同じことを繰り返してしまうのです。

Bさんの場合 気分散漫型

気分散漫型の特徴は次のようになります。

◎予定外の急な仕事などで計画が狂ってしまうと、気分が乗らなくなってしまう
◎気がかりなことなど、周りの環境に気分が影響される
◎イヤなことが頭から離れなくて、しばらくの間イライラしたり落ち込んだりする
◎いったん気分が乗らなくなると、なかなかやる気が戻らなくなる

気分散漫型は、Bさんのように思い通りにいかないことがあると、イライラしたり落ち込んだりして気分が乗らなくなってしまうタイプです。イヤなことがあるとそれを引きずってしまって、しばらくの間、何も手につかなくなってしまうのです。

しかし、時間が経ってイヤなことを忘れられると、行動に移すことができるようになります。ですが、すぐにまた別のイヤなことが生じてやる気が削がれてしまい、年中イライラや落ち込みを繰り返してしまうのです。感情が不安定になることでやる気が起きなくなってしまうタイプとも言えるでしょう。

Cさんの場合　失敗回避型

失敗回避型の特徴は次のようになります。

◎好奇心旺盛で、やりたいことが次から次へと浮かんでくる
◎積極的にいろいろなことに取り組もうとするが、どれも中途半端に終わってしまう
◎行動を起こす前からアレコレいろいろなことを考えて、不安や迷いを感じてしまう
◎他人と自分を比較して、嫉妬や焦り、あるいは不安を感じて、やろうと思ったことに集中できなくなる

失敗回避型は、「失敗しないで成功したい」という思いが強いために、成功する確率が高

いもの、もしくは、失敗する確率が低いものを探し続けて、やりたいことをなかなか一つに絞り込めないタイプです。そのため、Cさんのように、次から次へといろいろなことに興味が湧き、たくさんの本や資料を入手することに余念がありません。

しかし、いったん手に入れてしまった後はなかなか読む気になれず、それらは積まれたままになってしまいがちです。また、とりあえず何か一つのことに取り掛かり始めたとしても、いざ始めてしまうと急に興味が薄れてきてしまい別のことに目移りしてしまいます。

そして、結局どれも最後まで突き詰めることができません。行動しようと思うのになぜかやる気になれなかったり、一時的にやる気が起きてもそれが長続きしないのです。

Dさんの場合　燃え尽き型

燃え尽き型はちょっと深刻です。なぜなら、なかなか行動を起こせなくなるためにやらなければならないことが手付かずのままたまっていってしまい、さらに焦ったり落ち込んだりしてしまうからです。このタイプの特徴は次のようにまとめることができます。

◎一生懸命がんばっていたのに、ある日突然、何もかもやる気が起きなくなってしまう

◎やる気のなさは日常のすべての行動にも影響してしまう
◎今まで自分がやってきたことがどうでもよく思えてしまう
◎自分が何をしても無意味だと感じてしまう

突然、原因不明の無気力状態に陥ってしまったDさんのように、今までがんばって行動していた人が急に何もかもやる気を失ってしまうケースは、近年増えてきていると言われています。

燃え尽き症候群という言葉を聞いたことがあるかもしれませんが、このタイプはその傾向が強くあらわれています。近代になって顕著に見られるようになり、社会的にも問題になっていることから、適切な対処が必要なケースと言えます。

このように、やる気が起きない状態にもいろいろあるので、それぞれの場合の対処方法も異なってきます。ですから、本書では、タイプごとに分けて適切な対処方法を説明していきます。

さて、ここで少しだけ、本書で紹介する対処方法について基本的な考え方を説明しておきましょう。本書では、やる気が起きない状態を、**思考レベル**、**感情レベル**、**行動レベル**の三つに分けて整理しています。それぞれのレベルにおいてどのようなことが起こっているのかを観察し、それぞれの課題を考えていくのです。

まず、「やる気が起きない」というのは「やる気」という気持ちの問題ですので、感情レベルの問題ということになります。そして、やる気が起きないことで問題となる「行動を起こせない」というのは行動レベルの問題になります。

ところで、心理メカニズムの説明として、**「思考（考え方）が感情をつくり出し、感情によって行動が左右される」**という考え方があります。つまり、「やる気が起きない」という感情、「行動を起こせない」という行動の要因は、突き詰めれば**その人の考え方にある**ということなのです。

そこで本書では、やる気が起きなくなって行動を起こせない時、その人がどのように考えているかに注目しながらやる気が起きない原因を説明していきます。そして、今までの考え方、すなわち、やる気が起きない状況をつくり出しやすい**考え方を変えるための新たな視点を提案**します。これはやる気が起きない状態の**克服**だけでなく**再発防止**にも役立ちます。

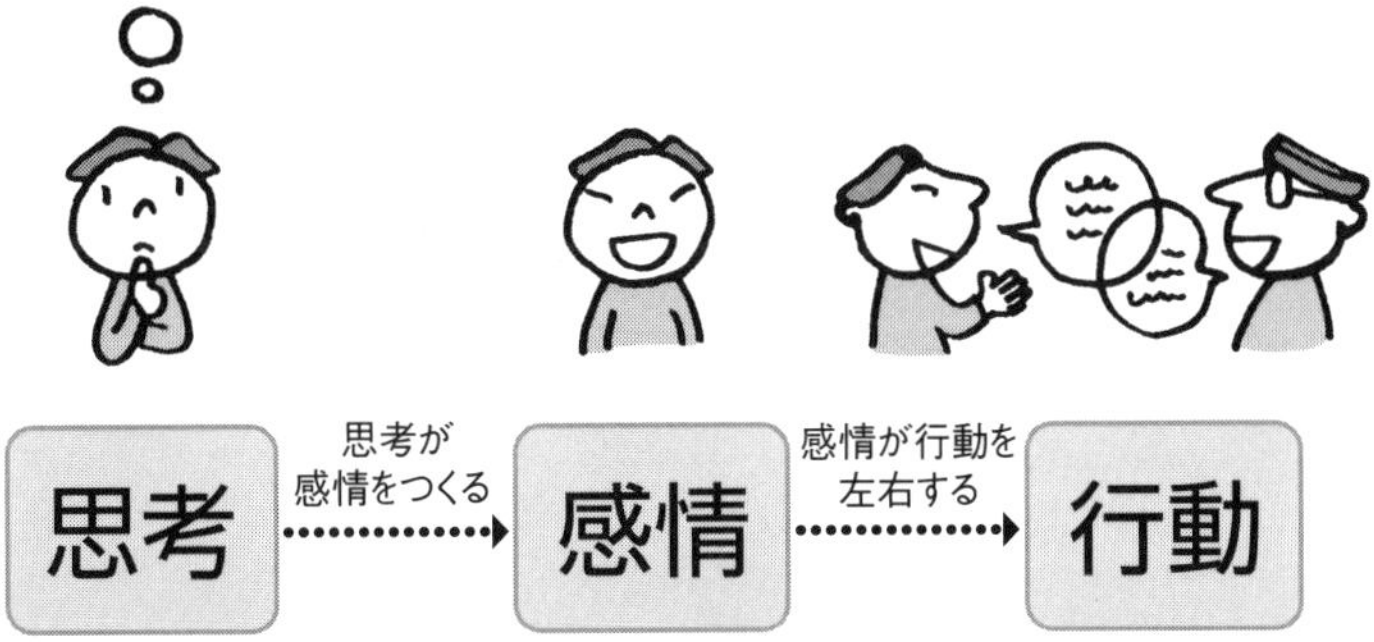
思考
思考が
感情をつくる
感情
感情が行動を
左右する
行動

▲行動を起こすまでの心理メカニズム

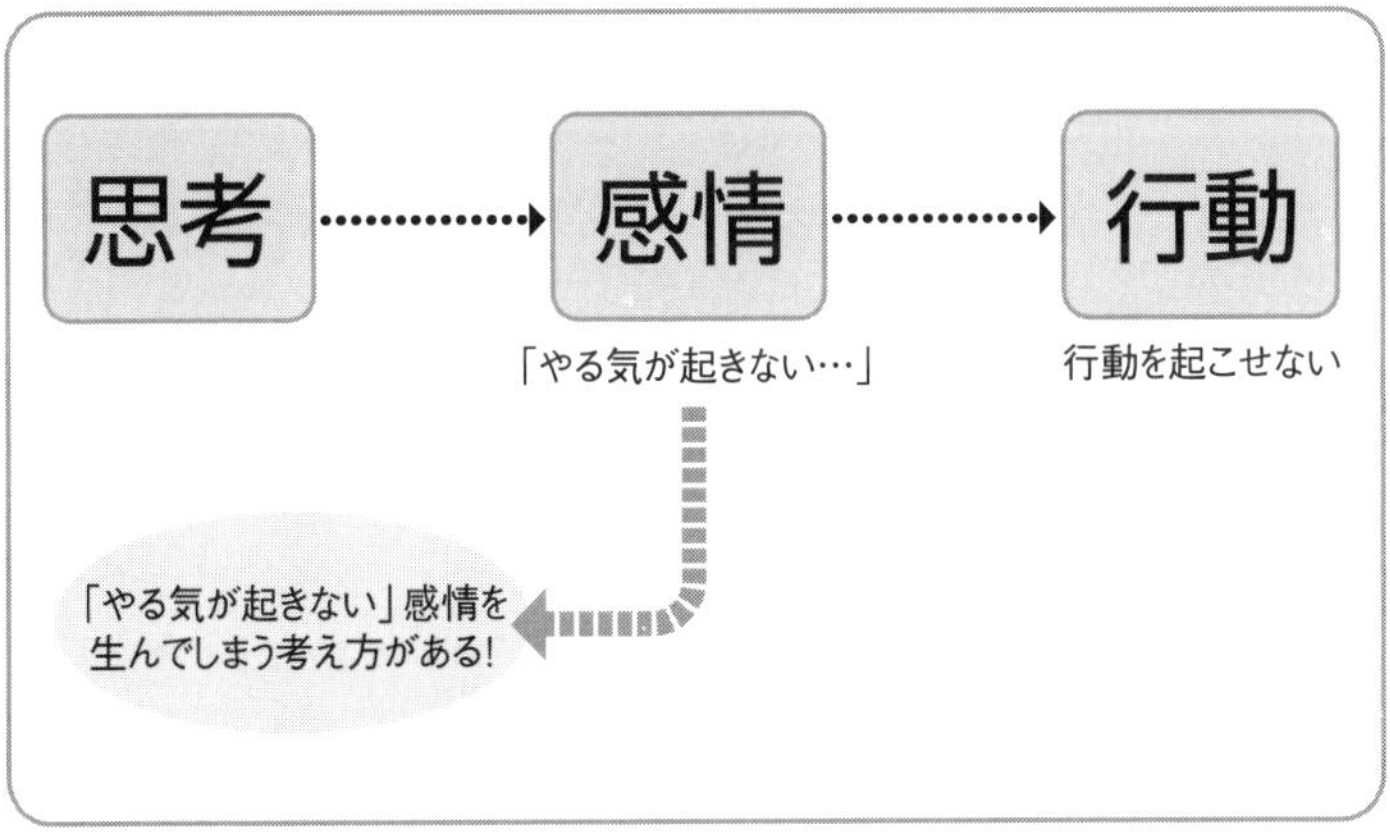

また一方で、状況が変われば感情が変わるという事実もあります。たとえば、山積みになった仕事を前にするとやる気は起きにくくなりますが、少しずつ仕事が片付いていって残り少なくなれば、最後のひと踏ん張りでやる気が出せるといった経験を誰もが持っていると思います。

そこで、具体的に状況を変えるための方法として行動レベルにおける簡単な取り組みを紹介します。**少しずつ行動することで状況は少しずつですが確実に変わっていきます。**それによって、「やる気が起きない」という感情も徐々に回復していくのです。しかし、もちろんやる気が起きないとなかなか行動に移すことはできませんので、やる気が起きなくても取り掛かれるような簡単な取り組みを紹介します。

なお、やる気が起きない状態を引き起こしている原因には、会社のシステムや上司の存在、あるいは仕事の内容など、自分を取り巻く環境が大きく影響している場合があります。その場合、根本的な解決のためにはその環境自体が変わることも必要です。環境が改善されなければ、たとえ一時的にやる気が起きない状態が解消されても再発してしまうことになるからです。

しかし、環境が改善されるためには個人でできることには限界がありますので、環境が変わらなくても、最低限、自分で自分の身を守るためにできることをするのが大切になります。

本書で紹介する「やる気が起きない状態」への対処方法は、本を読んだだけでも自分一人で取り組めるような、簡単で、かつ、効果のあるものです。ぜひ自分で自分の身を守る考え方、そして、回復のための取り組み方法として活用してください。

それでは早速、一つめのタイプ、「先送り型」の原因と対処法から具体的に説明していくことにしましょう。

第2章

ギリギリまでやる気が起きない「先送り型」

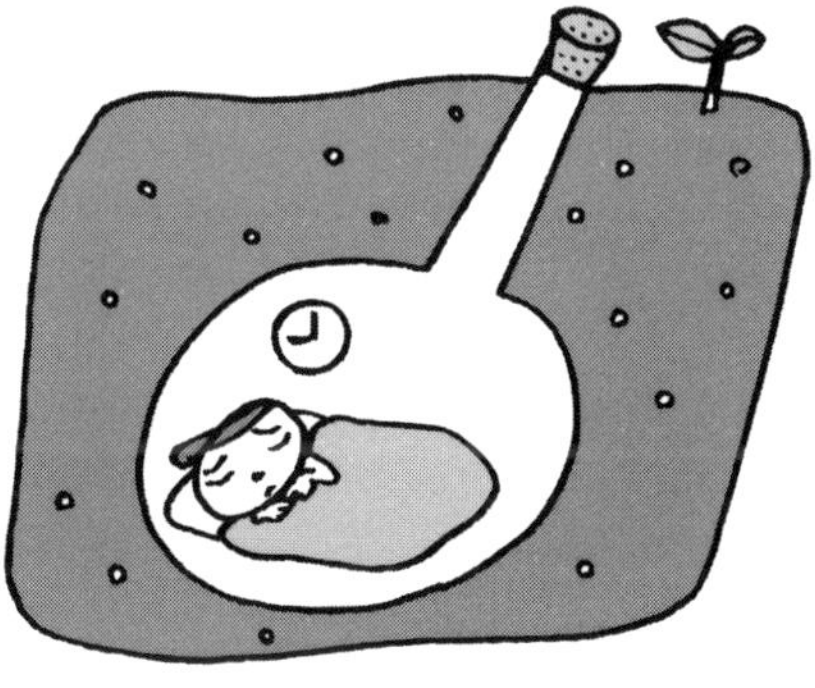

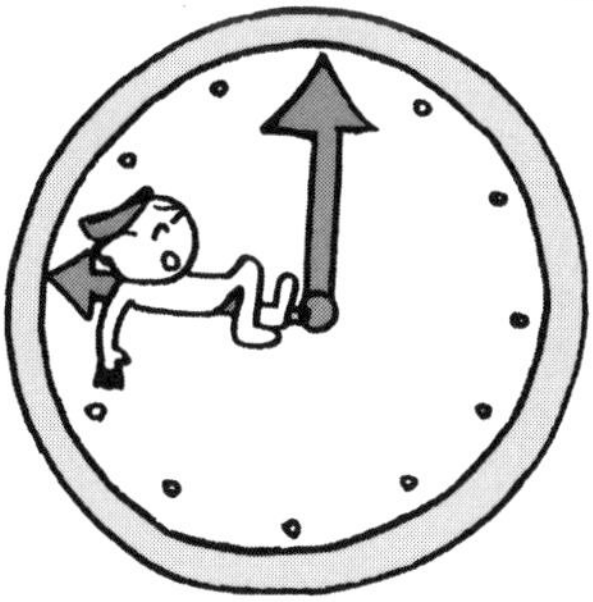

「先送り型」の心理メカニズム

頭では「やらなきゃ！」と思っていてもギリギリまで行動に移せないのが先送り型です。このタイプの人がついつい先送りしてしまう原因をひとことで言うと、行動に移すことに不安があるからです。

たとえば、第1章で登場した、月末になるまで報告書の作成に取り掛かれないAさんの場合を考えてみましょう。もしもAさんが今すぐ行動に移そうとしたら、Aさんの頭には次のような考えが浮かんで来ると思われます。

もし、今、報告書の作成に取り組んだら…

「資料を読み直すといった、面倒な作業をしなければならなくなる」
「他の仕事が後回しになってしまう」
「今よりも忙しくなって疲れてしまう」
「自分の時間が減って好きなことができなくなる」

このように、今すぐ行動に移そうと考えただけでいろいろな不安が湧き上がってくるのです。もちろん、いつか必ずやらなければならないのは頭ではちゃんとわかっています。また、今すぐに取り掛かれば後になって楽になることも理解しています。それでも今はどうしてもやる気になれないのはこの不安があるためなのです。今すぐ取り掛かることを考えると、「面倒なことをしなければならなくなるのではないか」という不安や、「早く終わらせなければならない他の仕事が間に合わなくなるのではないか」という不安が生じてきてしまい、どうしてもやる気が起きなくなるのです。

ところで、やる気が起きない「先送り型」の人にはこの他にもいろいろな不安があります。それらを整理すると次の五つにまとめることができます。

①他のことができなくなる不安
②苦労することになる不安
③うまくできない不安
④批判される不安

⑤やったことがムダになる不安

なお、一人につきどれか一つだけが当てはまるとは限りません。複数の不安を同時に感じている場合が多いものです。また、同じ人でも場面によって異なる不安が生じることがあります。

それでは一つずつ詳しく説明していきましょう。

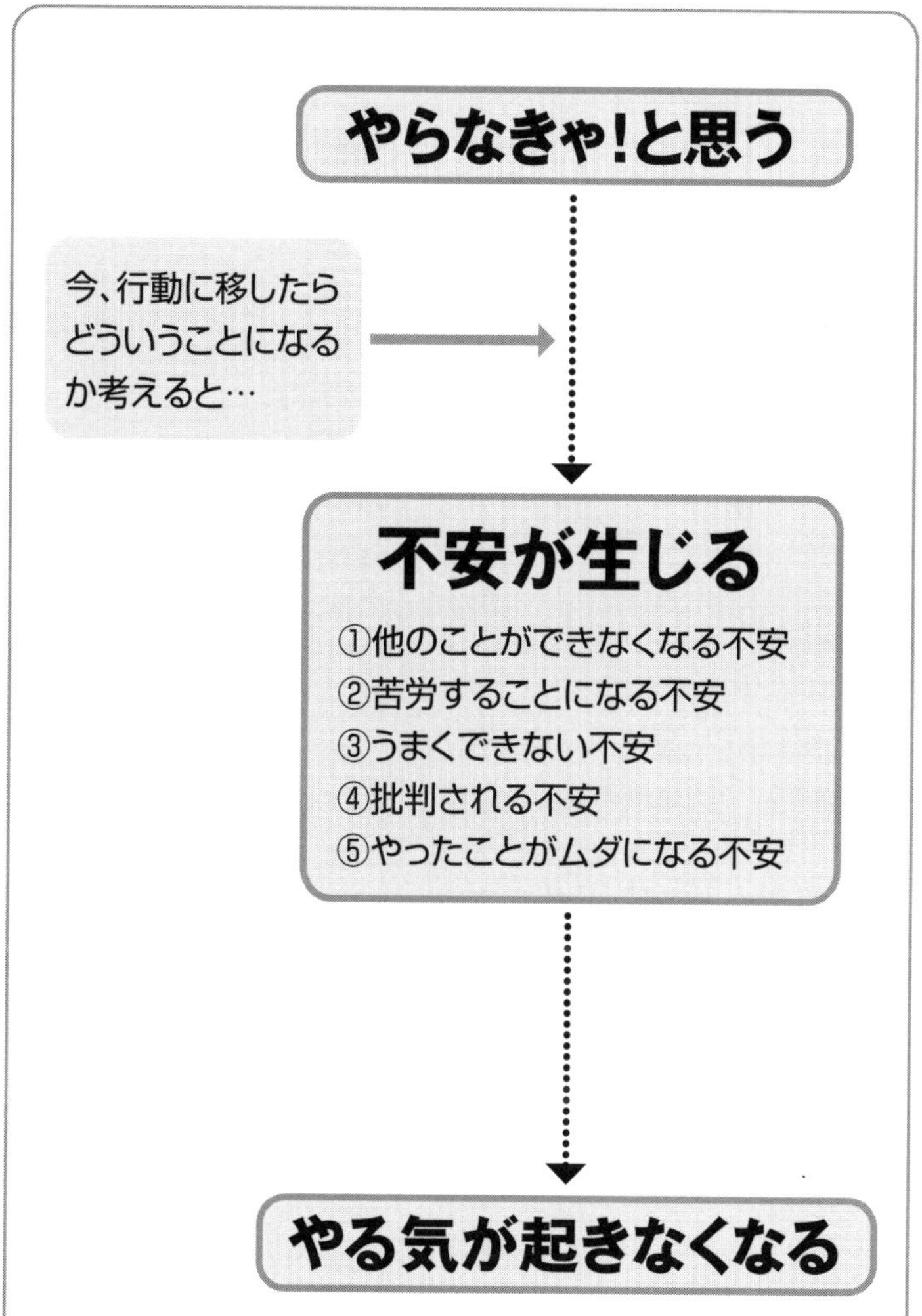
やらなきゃ!と思う
今、行動に移したらどういうことになるか考えると…
不安が生じる
①他のことができなくなる不安
②苦労することになる不安
③うまくできない不安
④批判される不安
⑤やったことがムダになる不安
やる気が起きなくなる

ケース① 他のことができなくなる不安

やらなければならないことがたくさんあって、「アレもやらなきゃ！」「コレもやらなきゃ！」と焦っていると、なかなか一つのことに絞り込んで取り掛かることができなくなってしまいます。

「報告書を書かなきゃ！」

「あのお客さんにお礼状を書かなきゃ！」

「上司に相談しなくちゃいけないことがある！」

「あのお客さんには納品日を連絡しなければいけないんだった！」

「そう言えば、あのお客さんに企画書を提出しますって先週約束していたのを忘れていた！」

「飲み会の出欠もまだ返事してない！　やばいな」

といったように、一度にたくさんのことをやらなければならないと思っていると、どれから取り掛かればいいのかわからなくなってしまうのです。

どれか一つに取り掛かってしまうと、当たり前の話ですが、他のことは後回しになります。

しかし、アレもコレも早く終わらせなければと思っているあまりに、どれを先にやってどれを後でやるかを決めることができません。それに、どの仕事についても「すぐにやらなきゃ！」と思っているので優先順位も決められません。とりあえず一つ決めてやろうとしても、どうしても他のことが気になってしまい集中することができません。とりあえず取り掛かってみるのですが、やっぱり他のことも気になって中途半端なままで別の仕事にも手をつけてしまい、結局、何一つ満足に終えられないまま仕事がたまっていってしまうのです。

「一つのことに取り掛かってしまうと他のことができなくなってしまうのではないか」という不安が無意識のうちに生じているので、一つのことに集中することができません。そうやってやる気が分散してしまい、どれに対しても「どうもイマイチやる気が起きない」ということになってしまうのです。

ケース② 苦労することになる不安

たとえば、毎月の報告書を作成するためには、次のようなさまざまな作業が必要だとしましょう。

・過去一ヶ月分の自分の活動内容を確認する。

・活動内容を記録していないものを思い出す。
・前月の報告書の中身を読み直して、今月の取り組み項目の結果を検証する。
・来月の目標を考える。
・たまっている領収書をまとめる。
・パソコンに入力する。
・直属の上司にチェックしてもらう。

こういった、たくさんの作業を必要とする仕事に取り掛かろうとすると、「面倒くさい」と感じてやる気が起きなくなってしまうものです。「もし取り掛かったとしたら大変な苦労が待ち受けているのではないか」という不安が無意識のうちに生じているので、どうしても取り掛かる気になれません。

これは、同じ仕事で過去にも苦労をしたという記憶が残っていて、その記憶が思い出されてきたために、取り組む前から気が重くなっていると考えることができます。はじめて取り組む仕事でも同様に、過去の類似の仕事からどんな苦労が待っているかを連想して取り組む前から気が重くなってしまうことがあります。

こうして、できれば苦労を避けたいと思うあまりに、やらなければならないことでもどうしてもやる気が起きなくなってしまうのです。

ケース③　うまくできない不安

「立派な報告書をつくって提出しなければ！」

「自分の責任をしっかりと果たさなければ！」

「良い業績を上げて高く評価されなければ！」


このような気持ちが高いモチベーションにつながり、やる気を維持できている時はいいのですが、かえって行動を妨げることになってしまう場合があります。

たとえば、

「立派な報告書をつくれなかったらどうしよう？」

「自分の責任をしっかりと果たせなかったらどうしよう？」

「良い業績を上げられなかったら、高く評価されなかったらどうしよう？」


といったような不安が無意識のうちに生じてしまい、行動することをためらってしまう場合があるのです。いつの間にか「失敗したくない」という気持ちが強くなってしまうとこのような不安が生じてしまいます。

その結果、

「失敗しないために、もっとしっかり準備してから取り掛かろう」

「あらためて十分な時間をつくって腰を据えて取り掛かろう」

「集中できる時間をつくってから取り掛かろう」

と考えることになります。

このようにして、「今はまだ取り掛かるタイミングではない」といつまでも考え続けてしまい、なかなかやる気になれなくなってしまうのです。

ケース④ 批判される不安

行動を起こしたことに対して批判されてしまうのではないかという不安があると、やる気が起きなくなります。

たとえば、報告書をいつも厳しくチェックする上司がいる場合です。せっかく苦労してつくっても、「全体的にもっと簡潔にまとめろ」「この部分の意味がわかりづらい」といったように、毎回必ず何らかの批判を受けてしまうと、報告書をつくろうとするたびに「今度もまたいろいろ言われるんだろうな」と思って気が重くなってしまいます。

あるいは、自分に自信がない場合もそうです。報告書をうまくつくれる自信がないと、「出来が悪いと言われてしまうのではないか」「あいつは能力がないと思われてしまうのではないか」と考えてしまって気が重くなるものです。

批判されるのは誰でもイヤなものです。ですから、いつも批判する人がいたり、自分に自信がなかったり、批判される可能性が高い場合には、無意識のうちに批判を避けようとしてしまいます。

批判を避けようとするこのような気持ちが、やる気を喪失させてしまうのです。行動する前から、批判された時のイヤな気持ちを想像してしまい、やる気が起きなくなるのです。

ケース⑤ やったことがムダになる不安

携帯電話、パソコン、インターネットなど、ＩＴ技術の進歩によって仕事のやり方は飛躍的に進化しました。外出先で社内資料を閲覧し、それを少しだけ修正して企画書をつくってお客さまに提出する、などという仕事のスタイルは、一昔前なら考えられませんでした。大量の書類が机の上の小さなパソコンの中に収まるようになったために、今、自分がどのくらいの仕事を抱えているのか考える間もなく、ひたすら次から次へと仕事に追いまくられる場面もよく見られます。こうして一人が対応できる仕事の範囲と量が増え、その分、効率的に仕事を処理することが求められるようになりました。

そのため私たちは、「効率的にムダなく仕事をしなければならない」という意識を強く持つようになったのです。そして、この「ムダなく仕事をしなければならない」という意識が、「ムダなことをしたくない」という考え方を生むことになります。

ところが、その考え方が強くなると、「やったことがムダになってしまわないだろうか?」という不安が無意識のうちに生じてきます。この不安は、行動を起こす前に次のような疑問を自分に投げかけることになります。「もっと効率的なうまいやり方はないだろうか?」「この作業をすることが、求めている結果につながるだろうか?」

このように、「これから取り掛かることがムダなことにならないだろうか?」と疑問を持ってしまうことで、なんとなくやる気が起きなくなってしまうのです。

「先送り型」の対処法

先送り型の人は「不安」を持っているために、やる気が起きなくなっていることが理解できたでしょうか？　このことから、先送り型の人の課題は不安を克服することだとわかります。

ところで、**不安はその人固有の考え方によって生じる**と考えることができます。たとえば、「たくさんの仕事を早く終わらせたい」と考えてしまうために、「一つのことに取り掛かってしまうと他のことができなくなってしまうのではないか」という不安が生じます。あるいは、「できるだけ苦労を避けたい」と考えてしまうために、「もし取り掛かったとしたら大変な苦労が待ち受けているのではないか」という不安が生じるのです。

そこで、不安を克服するために、まずは先送り型の人の考え方を見直すところから取り組んでみます。

新たな視点を持とう

まず、先送り型の人全般に当てはまることですが、「与えられたことをしっかりやろう」

「義務を果たそう」という責任感が強いと言えます。そして、頭の回転が速くていろいろな状況を想像してしまい、そのために悪い結果も予想してしまって、それが不安につながっていると考えられるのです。

また、**他のことができなくなる不安を持つ人は、基本的に仕事ができる人**だと言えるでしょう。能力が高いと評価されているからこそ、たくさんの仕事が回ってきているのです。ですから、たくさんの仕事を目の前にして、仕事を早く終わらせたいと思うのは当然のことです。

苦労することになる不安を持つ人は、**基本的に真面目でがんばり屋さん**です。仕事をいい加減にできないからこそ、「この仕事に取り組むと苦労することになる」と考えてしまうのです。

うまくできない不安を持つ人は、しっかりと完璧に仕事をしようと考えている人です。自分自身に対して厳しさを持ち、自分を駆り立ててがんばろうとするので、**高い向上意欲を持っている**と言えます。そのため、自分に妥協することなく常に成長しようと努力しています。だからこそ、うまくできないことが許せないと考えてしまうのです。

批判される不安を持つ人は、他人の反応に敏感であり、自分の気持ちにも敏感だということがわかります。こうした**感情面での繊細さを持っている**上に、基本的に自己評価の採点が厳しく、現状で満足できずに常に上のレベルをめざそうとしています。上のレベルをめざすのは自分に自信を持ちたいからです。しかし、それは裏を返せば「自分に自信を持てない」と常に考えているということであり、だからこそ、他人から批判されることでさらに自信を失ってしまうのが怖いのです。

やったことがムダになる不安を持つ人も、基本的に仕事ができる人であり、**仕事をいい加減にできない人**です。たくさんの仕事を任せられているからこそ効率的に処理しようと考えてしまうのです。時間を大切にする人だとも言えるでしょう。

ところで、もう一つ、ギリギリまでやる気になれない理由があります。それは、ギリギリまでやる気になれないことで都合がいいことがあるからです。たとえば、ギリギリで取り掛かると、背水の陣の気持ちで馬力が湧いてきて仕事がはかどることになるかもしれません。また、もしかすると、忙しくて十分な時間が取れなかったという言い訳ができるかもしれません。この言い訳は報告書を評価する上司に対して使えるだけでなく、自分自身に対しても、「ちゃんとした報告書ができなかったのは自分の能力が低いためではなく、時間がなかったからであり、忙しかったからだ」という自己弁護にも使えます。もし、「十分な時間をかけて取り組んだのに出来の悪い報告書しかできなかった」ということになると、「自分は能力がない」ということになってしまうので、そのようには思いたくないのです。

こういったメリットがあるために、「ギリギリまでやる気が起きなくても大丈夫」と考えることになり、今すぐ取り掛かることをためらってしまうことになるのです。

しかし、ちょっと考えてみてください。確かに、背水の陣の気持ちでギリギリで取り掛かると馬力が湧いてくるかもしれませんが、今すぐ取り掛かったら本当に馬力が湧いてこないのでしょうか？　締め切りギリギリで、「もしかして間に合わないかも」と焦りながら取り組むのはつらいことですし、今後もなんとか間に合うという確証はありません。そう考えるとこれまでのようにギリギリになってからではなく、事前に取り掛かり始めることを試してみるのはどうでしょうか？　ギリギリの時と同じように処理できるかもしれません。

また、時間を十分かけても出来の悪い報告書しかできなくてイヤな思いをするかもしれませんが、それが今の実力だと割り切って、次回、悪かった部分を改善するようにめざせば、徐々に能力が向上することになりませんか？　むしろ、毎回、中途半端な報告書で言い訳をしている方がいつまでたっても能力が向上しないことになるでしょう。

いかがでしょう？

このように新しい視点で自分を振り返ってみると、「たまにはギリギリまで待たずに取り掛かってみようかな」という気持ちになりませんでしたか？　そういう気持ちになったら、**とりあえずやる気が起きなくても取り掛かってみる**ことをお薦めします。

そうすることで、今まで避けてきたことがそんなに大変な思いをすることにはならないことがわかるかもしれません。不安に思っていたことも実は取り越し苦労だったとわかれば、やる気も取り戻せることになるでしょう。

■行動レベルでの取り組み

◆作業手順を細分化してみる

先送り型の人の課題はアレコレ考えすぎないことです。考えすぎるのをやめて、とにかく行動を始めることが大切なのです。そのためには、行動の結果を意識しないように**目の前のことだけを考えるようにする**ことが役立ちます。

まずは、具体的にどのような作業をどういう順番で行えばいいのかを明確にしてみてください。その際、**作業手順を細分化して書き出す**といいでしょう。一つひとつの作業をなるべく単純な動作に落とし込むようにします。

たとえば、お客さんにお礼状を書かなければならない場合の作業を細分化すると、次のようになるかもしれません。

①お礼状を出さなければならない相手の名刺を選び出す。
②例文の中から適当なものを選ぶ。
③例文をまるごとパソコンに入力する。
④今回のお礼状の内容に合わせて、入力した例文を修正する。
⑤お客さんごとに個別に修正する箇所を修正して保存する。
⑥一つずつプリントする。

このように作業手順を細分化してみると、やるべき作業も明確になって取り組むメドが見えてきませんか？　もちろん、一気に①から⑥までやる必要はありません。先送りせずに、

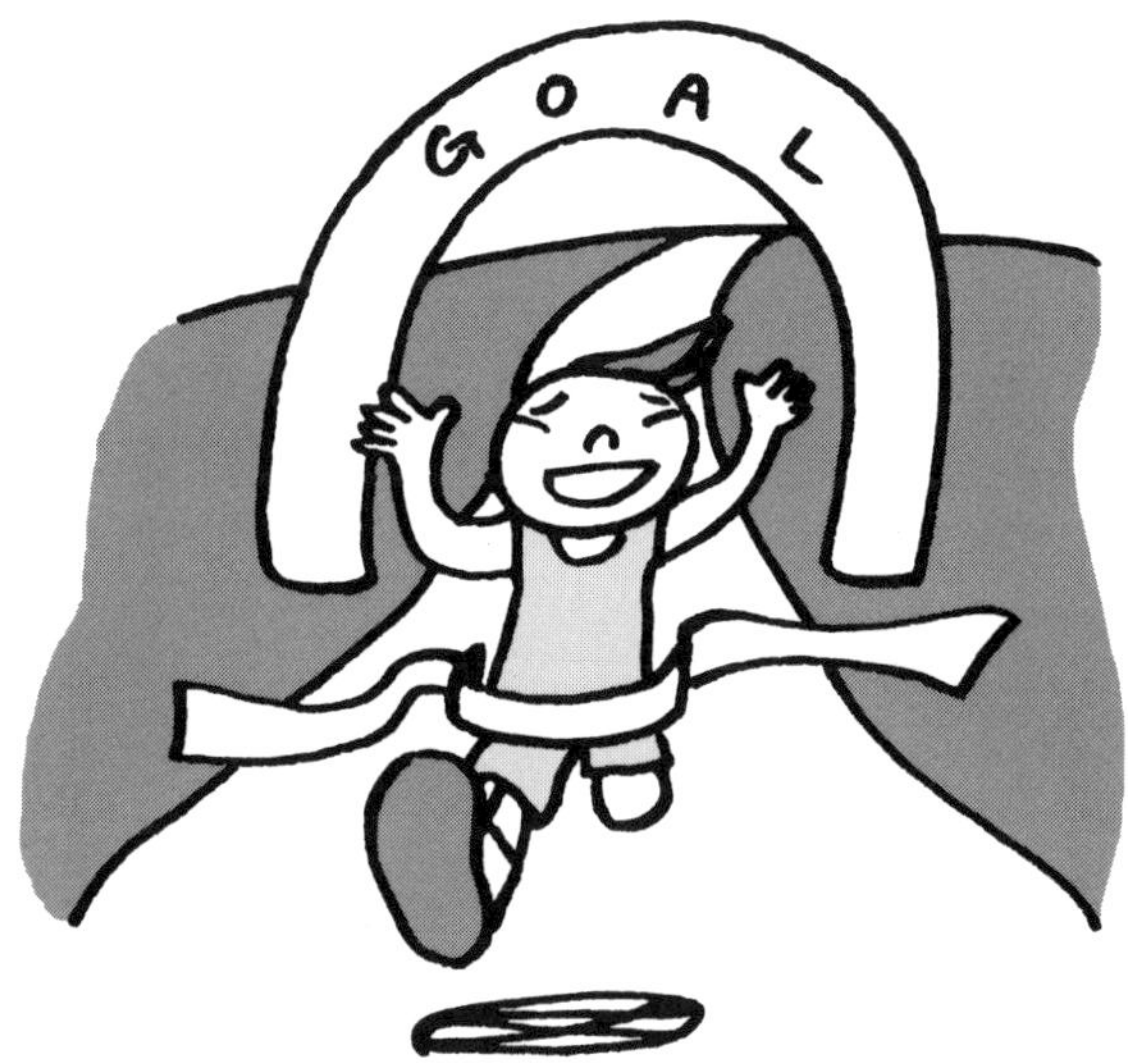

今、取り掛かったということは、締め切りまでまだ期間があるはずですので、「今日はとりあえず①と②だけやっておこう」といったように少しずつ取り組んでも大丈夫なはずです。

このように細分化して取り組むと、一気にすべてをやろうとしていた時に比べて不安な気持ちが減ったのではないでしょうか？　そして、一つひとつ取り組んでいくことで、着実に仕事を終わらせることができるという自信が湧いてきます。

これは、「これなら自分にもできるという見通しがあると、それを行動に移すことができる」という感覚であり、**自己効力感**と言います。自己効力感が高いと人は行動を起こすことが容易になります。ですから、**作業を細分化して自己効力感を高めることで、先送りしようとしていた仕事を少しずつでも進めていくことができる**ようになるのです。

こうして、少しずつ進展していくと、着実にゴールに近づいているという気持ちが湧いてきます。そうなると、漠然と感じていた不安も取り越し苦労だったことがわかるでしょう。アレコレ考えていても現実は何も変わりません。**少しずつでも行動を起こす**ことでやる気もついてくるものです。

◆アラームセット

もう一つ、先送り型の人がアレコレ考えすぎないようにして、とにかく行動を起こすための方法をご紹介しましょう。この方法には目覚まし時計や携帯電話のアラーム機能を使います。

たとえば、お礼状を書くのが面倒くさいと思っている場合、明日の自分のスケジュールを確認して空いている時間帯を見つけます。仮に午後一番の時間帯が空いているとしたら、午後一時にアラームをセットします。携帯電話を利用する場合は、アラームが鳴る時に「お礼状を書く」と表示されるように入力しておきます。そして、翌日の午後一時になって**アラー**

ムが鳴ったら、何も考えないようにしてお礼状書きに取り掛かるのです。もし他のことをやっていたとしてもよほど緊急の仕事でない限り**手をとめて取り掛かる**ようにしてください。

　これは、なんとなく話しづらい人に連絡をするといった、できればやりたくないようなイヤなことをしなければならない場合にも役立ちます。いつも不機嫌な上司、連絡をとるのに緊張してしまうような会社のトップ、初めてアポをとる人など、連絡をついつい先送りしてしまう場合です。

　たとえば一時間後にアラームをセットしておき、アラームが鳴ったらすぐに受話器をとって番号をダイヤルします。呼び出し音が鳴っている間は心臓がドキドキするかもしれませんが、相手が出る前に電話を切ってしまわないようになんとか我慢してください。そして、相手が出たらとにかく用件を伝えましょう。不安に思っていたよりも意外とあっさり用事が済む場合が多いはずです。

　もし万が一、不安が的中して相手とスムーズな会話ができなかったとしても、とりあえず用件を伝えたことで目的は達成したことになるので気が楽になるでしょう。

　このようにして、考えすぎて不安が膨らんでしまわないうちに**想像を強制的にストップして行動を起こすことで、漠然と感じていた不安も取り越し苦労だったことがわかる**はずです。

まとめ

先送り型の人は、**とにかく行動を起こす**ことが大切です。

アレコレ考えているうちに想像が拡大して不安が膨らんでいき、行動することに恐れを感じてやる気が起きなくなってしまうのです。そういう意味では、「やる気が起きない」というのは不安から逃げるための言い訳であると言えるでしょう。

自分が「やる気が起きない」と言い訳をしてしまわないうちに、少しずつ行動に移すようにするのがポイントです。とにかく行動してみることを繰り返すと、「ほとんどの不安は取り越し苦労だ」という現実が繰り返し実感できます。

その実感の積み重ねによって不安に怯えることが少なくなっていくのです。「アレコレ考えずに、とにかく行動！」これが先送り型を克服するための合言葉です。

Aさんのその後

　まずAさんは、自分の中にどのような不安があるのかを考えてみました。自己分析の結果、報告書の提出をギリギリまでやる気になれないのは、他のことができなくなる不安と苦労することになる不安があるためだということに気づきました。報告書を書く以外にもいろいろやることがあるので、月の途中でいざ書こうとしても他の仕事が気になってどうしても集中できなかったことを再認識したのです。また、報告書を書くのは結構な手間がかかるという意識が強く、そのためにできるだけ先送りしようとしていた自分にも気づきました。

　そこでAさんは、報告書をつくるときの作業手順を細分化して書き出し、それらを毎日ちょっとずつやるスケジュールを立てることにしました。さらに、比較的ゆとりがある夕方五時に携帯電話のアラームが鳴るようにセットし、アラームが鳴ったら、アレコレ考えずにスケジュール通りの作業に素早く取り掛かることを決めました。

　早速、細分化した作業をスケジュール通りに毎日少しずつ取り掛かってみると、予想以上に順調に、そして苦労を感じずに報告書をつくり上げることができました。

以前は、月末になる前に報告書に取り掛かることに対して得体の知れない面倒臭さを感じていたのですが、作業を細分化して毎日少しずつ決められた時間にやっていくことでこんなにも簡単にできることがわかり、「もっと前からこのやり方でやれば良かった」と、ちょっと損したような気持ちにすらなっています。

また、どうしても優先しなければならない仕事があった時、アラームがなったらどちらの仕事をした方がいいかどうか悩みましたが、どうしても緊急でない限りはスケジュール通りに報告書の作成作業をやるように決めました。どれから取り掛かろうか悩まずにテキパキと処理した方が全体的に仕事の効率が良いことがわかったのです。

そして今では、月末が近づいた時に感じていた憂うつ感もなくなり、仕事自体が以前よりも楽しく感じられるようになりました。「面倒くさいな」と思う仕事があったら、作業手順の細分化とアラームセットの方法を今後は使えばいいと安心感が持てるようになったのもその一因かもしれません。

第3章

気になることでやる気が削がれる「気分散漫型」

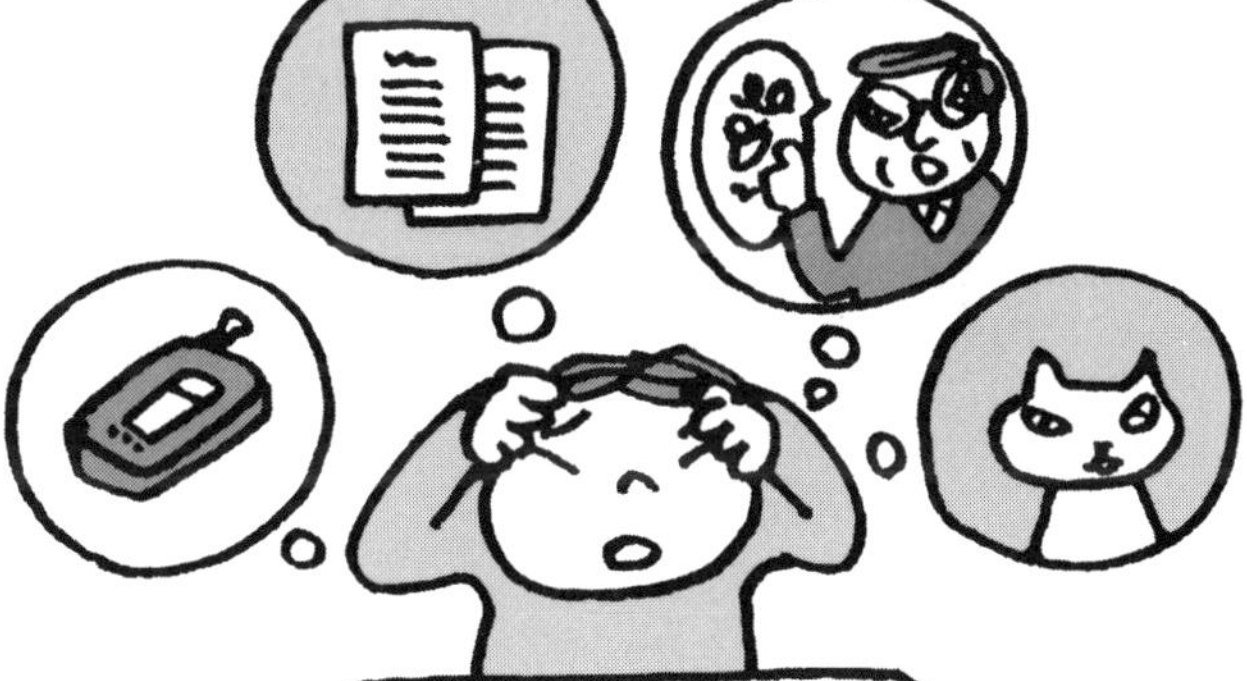

「気分散漫型」の心理メカニズム

思い通りにいかないことがあると、気分が乗らなくなってやる気が起きなくなってしまうのが気分散漫型です。普段の生活や仕事をしていると、どうしても思い通りにいかないことがいろいろと起こるものです。

乗ろうとした電車にギリギリで間に合わなかった。
携帯電話を家に置き忘れて来てしまった。
上司から予定外の急な仕事を頼まれた。
来るはずの連絡が期日を過ぎても来ない。
クレームの電話を受けて怒鳴られた。
後輩が言うことを聞かず勝手なことばかりする。
上司が役に立たず、忙しい自分がフォローしなければならない。
自分だけ苦労して、同僚は楽をしている。

このようなことでイライラしたり落ち込んだりしてしまうと、やる気が削がれてしまってやろうと思っていたことが手につかなくなります。

しかし、たいていの場合は時間が過ぎていくことで気持ちの乱れも自然に治まっていき、再びやる気が湧いてくるものです。イヤなことが起こった直後にはものすごくイライラしたり落ち込んだりしたとしても、数時間後にはそんなことがあったことすら忘れて、落ち着きを取り戻しているという経験が誰にでもあるはずです。感情というものは、再び刺激されない限り、時間の経過とともに薄らいでいくものだからです。

それに、同じ状況はいつまでも続かないので、やがてイヤな状況が変わることでイライラや落ち込みのタネがなくなって、気持ちの乱れが治まることはよくあります。また、ちょっとしたうれしいことがあったりして気持ちが切り替わり、再びやる気が湧いてくることもあるでしょう。

このように、時間が経てばやる気も自然に回復するので、気分散漫型への対処はそんなに必要ではないと考えられるかもしれません。

ところが、この傾向が強い人は頻繁にイライラしたり落ち込んだりを繰り返すので、やる気のアップダウンが激しく心が安定している時間が短くなっています。やる気が安定しないと仕事の効率も悪くなります。それに、イライラしてトゲトゲしい態度になったり、落ち込んでため息をついて場の雰囲気を暗くしたりすると、周りの人を不快な思いにさせるだけではなく、「あの人は困った人だ」と自分の評判を落とすことになるというマイナス面もあります。

そこで、気分散漫型の人のために、どのようにすれば頻繁にイライラしたり落ち込んだりしなくなるのか、そして、どうすれば気持ちの乱れをいち早く落ち着かせることができるのか、そのために役立つ考え方と対処方法をご紹介します。

まずは、なぜこのように気持ちが乱れてしまうのか、その心理メカニズムについて理解することが大切です。

実は、このように気持ちが乱れてしまうのは、**こだわりや期待が強い**ことが原因です。

たとえば、「この電車に乗りたかった」と強くこだわっている時ほど、ギリギリで乗り遅れたことに対して「なんてツイてないんだ！」とイライラしたり、ガッカリしてしまいます。

また、「今日はたまっている自分の仕事を片づけよう」と思っていたのに急に上司から仕事を頼まれたために計画が狂ってしまった時、「なんで今日に限って面倒な仕事を頼まれなく

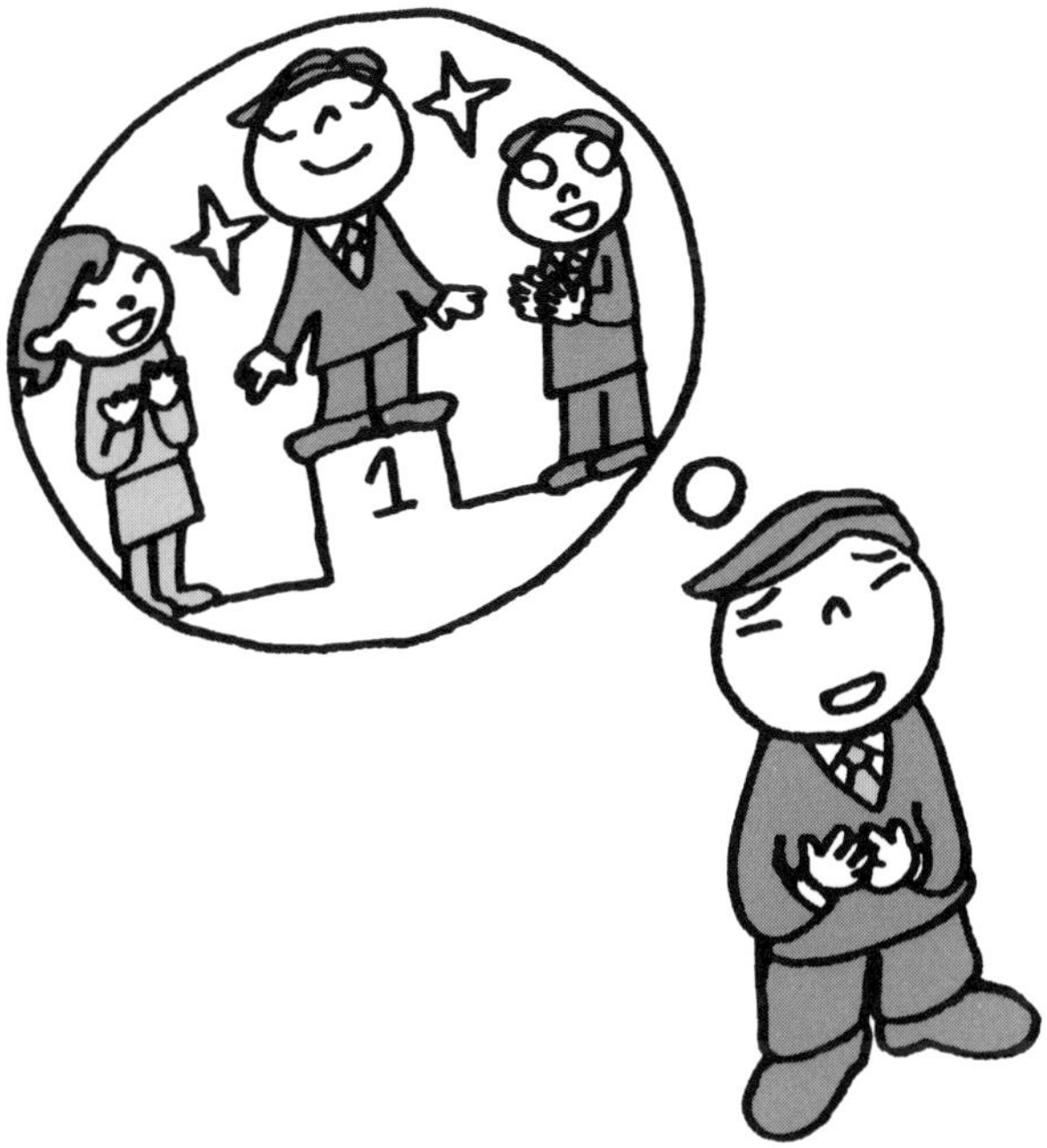

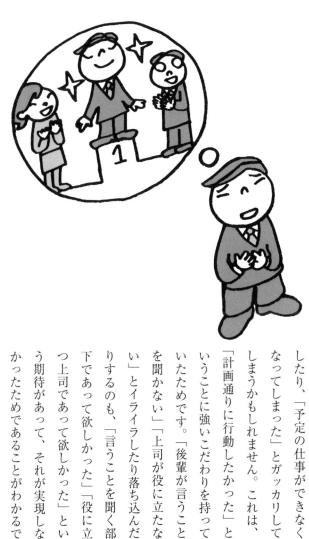

ちゃいけないんだ！」とイライラしたり、「予定の仕事ができなくなってしまった」とガッカリしてしまうかもしれません。これは、「計画通りに行動したかった」ということに強いこだわりを持っていたためです。「後輩が言うことを聞かない」「上司が役に立たない」とイライラしたり落ち込んだりするのも、「言うことを聞く部下であって欲しかった」「役に立つ上司であって欲しかった」という期待があって、それが実現しなかったためであることがわかるでしょう。

このように、「～したかった」「～であって欲しかった」といった「こだわり」や「期待」を強く持っていることが、自分の思い通りに物事が進まなかった際に、イライラしたりクヨクヨしたりガッカリしてしまうことにつながるのです。

しかし、こだわりや期待を持つことが悪いと言っているわけではありません。そもそも、こだわりや期待というものは、自分にとっての理想、目標、願望、要望、希望、欲望といったものを**「達成したい」「実現したい」という気持ちのこと**です。このような気持ちを持つのは、私たちが生きていく上で**きわめて自然なこと**です。ですから、こだわりや期待を持つのが問題なのではなく、そのこだわりや期待を強く持ちすぎることが問題なのです。

なぜなら、理想や目標といったものは、必ずしも自分が思うように実現するとは限らないからです。それなのに、理想や目標などを「絶対に実現したい」と強く思ってしまっていると、それが実現しなかった時、あるいは実現する見込みが少ない時には、どうしてもイライラしてしまったり落ち込んでしまったりするのです。

では、イライラしたりガッカリしないためにはこだわりや期待を強く持たなければいいのか？というと、もちろん、そういうことではありません。と言うのも、「どの電車でもいいや」と思ってしまうと約束の待ち合わせ時間に遅刻することになるかもしれませんし、「た

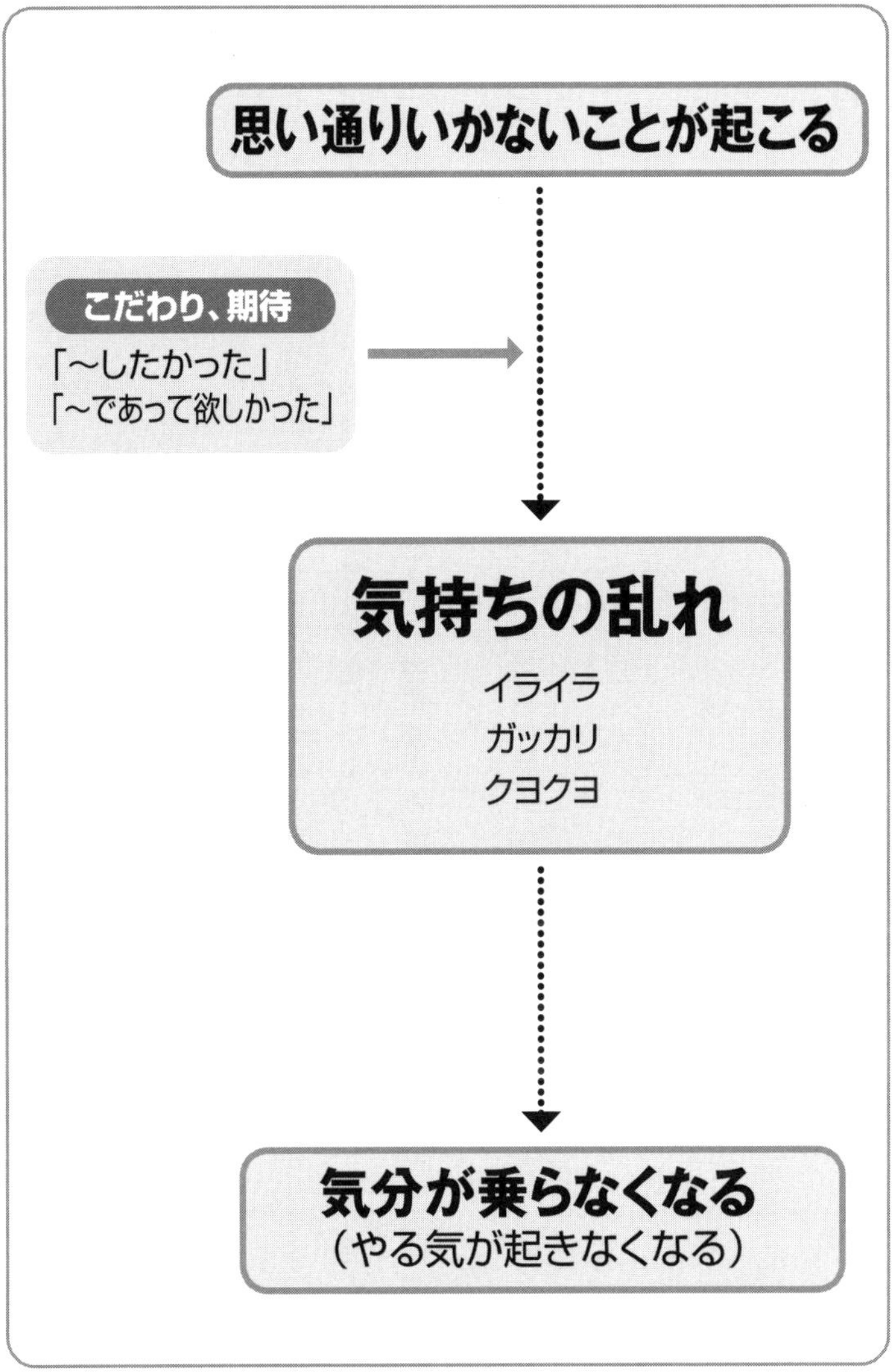
思い通りいかないことが起こる
こだわり、期待
「〜したかった」
「〜であって欲しかった」
気持ちの乱れ
イライラ
ガッカリ
クヨクヨ
気分が乗らなくなる
（やる気が起きなくなる）

まっている仕事をやるのは今日じゃなくてもいいや」と思ってしまうといつまでたっても仕事が片づかなくなります。同じように、「後輩が言うことを聞かなくても構わない」「上司が役に立たなくても構わない」と思うことが必ずしも良いとは言えないことがわかるでしょう。

つまり、ある程度はこだわりや期待を強く持たなければ、物事が進展したり私たちの成長が期待できなくなるのです。

ですから、バランスよくこだわりや期待を持つことが大切だということになります。しかし、バランスよくというのは意外に難しいものです。どのように難しいのか本書の冒頭に登場したBさんの事例で説明しましょう。本書冒頭の告白から、Bさんは次のような期待やこだわりを持っていると推測できます。

・自分で決めた予定の通りに仕事をしたい。
・携帯電話を常に手元に持っていたい。
・失敗したくない。

まず、「自分で決めた予定の通りに仕事をしたい」ということから考えてみます。このことに強くこだわってしまっていると、予定外の仕事や緊急のクレーム対応などをしなければならなくなった時には、前述のように、イライラしたりガッカリしてしまうことになるでしょう。

そして、この気持ちの乱れを抑えようとして、たいていは次のように考えることになります。「自分で決めた予定通りにいかない場合が必ずある。だから、予定通りにできなくても仕方がないとあきらめることにしよう」と。さらに、ポジティブ思考で、「これも自分が成長するための試練でありチャンスだからがんばろう」と考えようとする人もいるかもしれません。

しかし、実際に予定が狂ってやりたくないことをやらされていると、そう思って割り切るのはなかなか難しいはずです。あきらめようとして自分の気持ちを抑え込もうとしても、心からあきらめることに納得できていなければ本当にあきらめることはできません。同じように、「今日は携帯電話が手元になくてもいいや！」「今回は失敗してもいいや！」と割り切ろうとしても、自分の気持ちをムリヤリ抑え込んでいるだけであり心からそう思えていないので、やはりイライラしたりガッカリすることになります。

つまり、こだわりや期待を強く持っている時は、「強く持たないようにしよう」と思ってもなかなかその強い思いを抑え込むことは難しいものなのです。

では、どうすればこだわりや期待をバランスよく持つことができるのでしょうか？　その方法について気分散漫型の対処法として次に詳しく説明しましょう。

「気分散漫型」の対処法

期待やこだわりをバランスよく持つためには、まず**自分がどのような期待やこだわりを持っているかに気づくことが大切**です。私たちは、普段気づいていないだけで、さまざまな期待やこだわりを持ちながら暮らしています。しかし、自分がどのような期待やこだわりを持っているのかほとんど意識することはありません。自分自身の期待やこだわりを意識するのは、それらが実現しなかった時や実現しそうにない時だけになります。

たとえば、電車に乗り遅れた時にイライラしたりガッカリしたりすることで、はじめて「あの電車に乗りたかった」というこだわりを持っていたと気づくことができるのです。また、勝手な行動をする後輩について悩む時にはじめて「その後輩には自分の言うことを聞いて欲しかった」という期待を持っていたと意識できるのです。

ですから、見方を変えれば、このようにイライラしたりガッカリしたりといった感情の揺れを感じた時が、自分がどのような期待やこだわりを持っているのかを確認するチャンスとなります。その時には、次の文章を穴埋めするようにしてください。

「○○したかった」

「○○であって欲しかった」
「○○であるべきだと思う」
「○○でなければならない」

自分としてはどうなればよかったと思っていたのか、どうあるべきだと思っているのか、これらの文章を完成することで、自分の期待やこだわりに気づくことができます。この方法を用いてこの章の冒頭の例について考えてみましょう。

乗ろうとした電車にギリギリで間に合わなかった。
↓ あの電車に乗りたかった。
携帯電話を家に置き忘れて来てしまった。
↓ 携帯電話を常に手元に持っていたかった。
上司から予定外の急な仕事を頼まれた。
↓ 自分で決めた予定の通りに仕事をしたかった。
来るはずの連絡が期日を過ぎても来ない。
↓ 連絡が期日までに来て欲しかった。

クレームの電話を受けて怒鳴られた。
↓　上手にクレーム対応したかった。
↓　こちら側の言い分を相手に理解して欲しかった。
後輩が言うことを聞かず勝手なことばかりする。
↓　後輩には、こちらの言うことを聞いて欲しかった。
↓　後輩は先輩の言うことを聞くべきだ。
上司が役に立たず、忙しい自分がフォローしなければならない。
↓　上司のフォローをせずに、自分の仕事をしたかった。
↓　上司には能力がなければならない。
自分だけ苦労して、同僚は楽をしている。
↓　自分だけ苦労したくない。
↓　みんな平等に仕事をすべきだ。

このようにして、自分が持っている期待やこだわりを把握したところで、これらを抑圧するのでもなく、また、あきらめるのでもなく、バランスよく持つための考え方を次に紹介しましょう。

新たな視点を持とう

◆期待やこだわりを見直してみる

まずはもっとも簡単な方法から試してみてください。先ほど穴埋めして完成させた文章を**「〜に越したことはない」と言い換えてみる**のです。

たとえば、

「あの電車に乗れるに越したことはなかった」

「自分で決めた予定の通りに仕事ができるに越したことはない」

「後輩は先輩の言うことを聞くに越したことはない」

「上司には能力があるに越したことはない」

といったようにです。

このように言い換えてみるだけでも肩の力が抜けるような感じがするかもしれません。

次に、自分の期待やこだわりについて冷静になって客観的に考え直してみてください。

その際のポイントは二つあります。

一つめは、自分の期待やこだわりの通りにならないことで、**今後、どんな問題が生じるのかを具体的に考えてみる**のです。そうすると、次のような問題が生じることがわかるかもしれません。

「この電車に乗り遅れたことで、約束の時間に遅刻する」
「仕事の予定が狂ったことで、残業や休日出勤することになる」
「ちゃんと先輩の言うことを聞くように後輩に指導しなければならなくなる」
「上司の分まで自分が仕事をすることで、帰りが遅くなる」

二つめのポイントとしては、**予想したこの問題が実際に生じた場合、どうすればこの問題を解決できるのか具体的に考えてみる**ことをします。

「約束の時間に遅刻したことを素直に謝る」
「残業や休日出勤を覚悟して、プライベートの予定を変更する」
「後輩に言い訳させないように、指導の仕方を工夫してみる」
「上司の分の仕事を協力してやってくれる人を探してみる」

といったような対応方法が思いつくかもしれませんし、そんなに思っていたほど重大な問題ではなかったことに気づくかもしれません。

このようにして期待やこだわりを見直してみると、**意外に取り越し苦労だったとわかる**場合が多いものです。期待やこだわりが強くなりすぎるということは、現実を見失うことだとも言えます。

ですから、もしも期待やこだわりが実現しない場合には具体的にどういうことになるのかを考えてみることで、イライラしたりガッカリした気持ちを落ち着かせることができるようになります。

そして、気持ちが落ち着いた時に、次に湧き上がってくるのが「不安」です。

「遅刻したことを謝って、怒られたらどうしよう?」
「プライベートの予定を変更するために、約束の相手に何て言おう?」
「後輩に言い訳させないように工夫して言ってみて、それがうまくいくだろうか?」
「上司の分の仕事を協力してやってくれるように頼んでみて、断られたらどうしよう?」

といった不安です。

しかし、実は**不安というのも取り越し苦労である場合が多い**ので、もうアレコレ考えるのはやめにしてとにかく行動してみるということが大切です。それでも不安だという人のために、考えるのをやめて行動するために役立つ考え方を紹介しましょう。

◆すべてはうまくいくようになっている

私たちは、こだわりや期待について誤解していることと忘れていることがあります。誤解していることとは、「こだわりがその通りになることが自分にとってベストなことだ」「期待が実現しないと最悪の事態になる」と私たちが思っていることです。

そして、こだわりや期待について忘れていることとは、「こだわりがその通りにならなくても、必ずしも悪いことになるとは限らない」「期待していたこととは違う結果に終わっても、長い目で見るとその方がかえって良いことにつながる場合がある」ということです。

このことはずっと昔から言われていることです。たとえば、「人間万事塞翁が馬（にんげんばんじさいおうがうま）」という故事成語をご存じでしょうか？　念のためその内容を大まかに紹介しましょう。

「ある日、国境の塞（とりで）近くに住んでいた翁（＝老人のこと）の馬が逃げてしまいました。翁の近所の人たちは『とんだ災難だが気を落とすな』となぐさめてくれましたが、翁は『これは良いことだ』と落ち込んだ様子を見せませんでした。数ヶ月後、その馬が名馬を連れて一緒に戻って来ました。近所の人たちは『これは幸運だ』とうらやましがりましたが、翁は『これは良くないことだ』と不安がりました。しばらくして、翁の息子がその名馬から落馬して骨折してしまいました。この時もまた翁は、近所の人たちが同情するのに対して少しも気落ちした様子を見せません。そして、その後まもなく隣国と戦争が起こり大勢の若い兵士が死にました。しかし、足が悪かった息子は兵役を逃れていて無事だったということです」

故事成語は古来より人の世の理《ことわり》を伝えてきました。つまり、ずっと昔から**「その時は良かったと思えることも、将来的には必ずしもそうとは言えない」**ということが言われてきているのです。

あなたもこのような経験をきっとしたことがあるはずです。合格したいと思っていたのに不合格だったために、以前にも増して一生懸命努力するようになった。第一志望の学校には行けなかったが第二志望の学校で生涯の親友とめぐり逢えた、といったような体験です。

このように考えると、こだわりや期待を持つ意味があるのだろうか？と疑問を持つ人もいるかもしれません。しかし、そんなことはありません。先ほども言いましたが、こだわりや期待を持つということは、理想、目標、願望、要望、希望、欲望などを達成したい、実現したいと考えるということです。こだわりや期待を持つことによって、私たちは自分らしい人生を生きようとしていると言えるのです。

ですから、理想的な考え方としては、こだわりや期待を持ちながらも、理想、目標、願望、要望、希望、欲望などが「絶対に達成されなければならない」「実現されなければならない」と思い込まないことです。そうなるためにも、イライラしたりガッカリした時は、自分がどのようなことにこだわりや期待を持っていたのかを点検してみてください。

そして、次のように考えるのです。**「こだわりや期待通りのことが実現するに越したことはなかったが、これはこれできっと将来的には良いことにつながるものなのだ」**。こう考えた後は、今の自分にできる目の前のことに集中するだけです。

「すべてはうまくいくようになっている」

このように考えることが、こだわりや期待をバランスよく持ち、思い通りにいかないことがあってもイライラしたり落ち込んだりせず、発展的な未来に向かってやる気を起こすために役立つのです。

■行動レベルでの取り組み

◆思いっきりグチってみよう

こだわりや期待をバランスよく持つための考え方を紹介してきましたが、今までの考え方を変えて、急にこのような考え方を持つのはなかなか難しい人もいるでしょう。思い通りにいかないことがあった時に、「〜に越したことはない」「すべてはうまくいくようになっている」と考えようとしても、やっぱりイライラしたり落ち込んだりしていると、どうしてもうまく気持ちを切り替えて考え方を変えることはできない場合があるものです。特に、現実問題として自分が被害を被っている場合などは難しいかもしれません。

たとえば、「部下が言うことを聞かない」「上司が役に立たない」といったことで、自分ばかりが大変な思いをしながら仕事をしなければならない場合などがそうです。取り越し苦労はやめて、今の自分にできる目の前のことに集中すればいいと頭では理解できるかもしれませんが、すぐ目の前に言うことを聞かない部下や役立たずの上司がいたら、どうしても割り切って考えることは難しい場合があるでしょう。そこで、そんな時にはどうすればいいかということをご紹介します。

大切なのは感情を抑圧しないことです。「私ばかりが苦労して、アノ人は楽をしているのは納得いかない」という怒り。「使えない人と一緒に働かなければならない自分はなんて不幸なんだ」という落胆。もし、「〜に越したことはない」「すべてはうまくいくようになっている」と考える時に、このような感情を抑圧しながらそう思い込もうとしていると、どうしてもスッキリとした気持ちにはなれないでしょう。

ですから、その感情を抑圧しないためにも**思いっきりグチを言ってください**。誰か信頼できる友人がいればその人に、もし身近に気を許して話せる人がいなければ、日記のようにして紙に書き出してください。「なんでアイツは人の言うことにいちいち口答えするんだよ！　今日なんかは、それは私の担当じゃありませんだと？　後輩なんだから謙虚に先輩の言うことを聞け!」「何であんなに使えないアイツが上司なんだ? 今日も一日デスクでボーっとして! あんなに仕事ができないのに、私よりも給料が上だなんて許せない!」といった感じで、**できるだけ具体的な出来事を挙げて文句を言ってみてください。**具体的な出来事を挙げる理由は、心の奥底に沈めてしまった感情を思い出すためです。ただ「バカ!」「ボケ!」と叫ぶだけよりも、具体的な出来事に対するグチを言う方がより自分の感情を開放してスッキリすることができるのです。

ところで、もしかするとこれまでこのようなグチを心の中で抑え込んでいたのは「グチを言ったって意味がない」「グチを言うような人になったら終わりだ」といったように、自分で自分を抑え込んでいたからではありませんか?

怒りや落胆の感情を抑え込もうとするとそれによってストレスが生じてしまうものです。直接本人に言うわけではなく、信頼できる友人だけに言うことであり、あるいは、自分自身の中だけでのことですから、気兼ねなく不満を言葉にしても大丈夫です。試してみていただければわかりますが、これだけでもかなり救われる気持ちになるはずです。

◆新聞紙でイスを叩く

不満を言葉にして話したり書いたりすることの他にも、手っ取り早く不満を解消するための簡単な方法を最後に紹介しましょう。

まず、新聞紙などの大きめの紙を用意してください。そして、それを丸めて立ち上がり、思いっきりイスを叩いてください。「ちくしょー」「コノヤロー」と言いながら**思いっきり何度も叩いてみる**のです。注意としては、周りに誰もいないことを確かめることと叩いても壊れないものを叩くことです。そういう意味では、壁や机よりもイスの方が頑丈なものが多いのでおすすめです。試してみていただくとわかりますが、スッキリすることができ、目の前のイヤなことは忘れてやるべきことに専念しやすくなるはずです。

まとめ

気分散漫型の人は、自分の感情をいかに扱うかがポイントになります。

感情的な動揺は時間の経過とともに治まっていくものですが、治まるのを待っている間というのはやはりつらいものです。そのつらい気持ちを変えるには、考え方を見直すことが役に立ちます。「**～に越したことはない**」と考えて、現実的に考える姿勢を持つことと、「**すべてはうまくいくようになっている**」という考え方を身につけることが理想です。

しかし、どうしても現実的に被害を被っている状況下にある場合には、不満を抑圧しないで開放することも大切です。そのためには、思いっきりグチを言ったり、イスを叩いたりすることで気分的にスッキリするでしょう。

自分の中に感情的に動揺を感じたら、それに対してうまく対処することをめざすのです。そうすれば、やがてやる気がある状態に戻ることができます。

Bさんのその後

Bさんは、今日中にやるべき仕事がたくさんあって、なんとなく朝からイライラしています。そこで、イライラを解消するために「新聞紙でイスを叩く」ことを試してみることにしました。新聞紙が手近になかったのでA３のコピー用紙を束にして丸め、立ち上がって自分のイスを思いっきり叩いてみました。「ちくしょー」と言いながら二〜三回バシバシ思いっきり叩いてみると、イライラ感が頭から振り払われて確かに気持ちがスッキリしたような感じになりました。

気持ちが落ち着いたところで、次に自分の期待やこだわりを点検するために、例文の通りに文章に穴埋めする形で書き出してみました。

「すべての仕事を今日中に片づけたい」

「仕事は期限を守らなければならない」

「自分は、たくさんの仕事であっても、迅速にテキパキとこなせる人であるべきだ」

そして、これらの文章を「〜に越したことはない」に言い換えてみたのです。

「すべての仕事を今日中に片づけられるに越したことはない」

「仕事は期限を守るに越したことはない」

「たくさんの仕事を迅速にテキパキとこなせる人であるに越したことはない」

こうやって言い換えてみると、確かに今日中に仕事をすべて終わらせるのがベストですが、必ずしも今日中ではなく明日に回しても構わない仕事があることに気づきました。それに、今日やるべき仕事をリストアップしてそれぞれにかかる所要時間を計算してみましたが、合計が十五時間になってしまい、現実的に考えて今日中に終わらせることは不可能であることもわかりました。そこで、優先順位の高いものからコツコツやることにして取り組み始めたのです。

するとお昼休み直前に、上司から呼び出され、「お願いしていたあの資料のまとめだけど、計画が延期になりそうなのでとりあえずやるのは待ってくれ」と言われました。その作業は一番時間がかかる面倒なもので、お昼休み明けに集中してやろうと思っていた矢先だったので、内心「ラッキー！」という気持ちです。この仕事がなくなったことで、今日は他の仕事に余裕を持って取り組むことができるようになりました。

「すべてはうまくいくようになっている」というのはまさにその通りだな、とBさんは実感しました。

第4章

行動したくてもなぜかやる気になれない「失敗回避型」

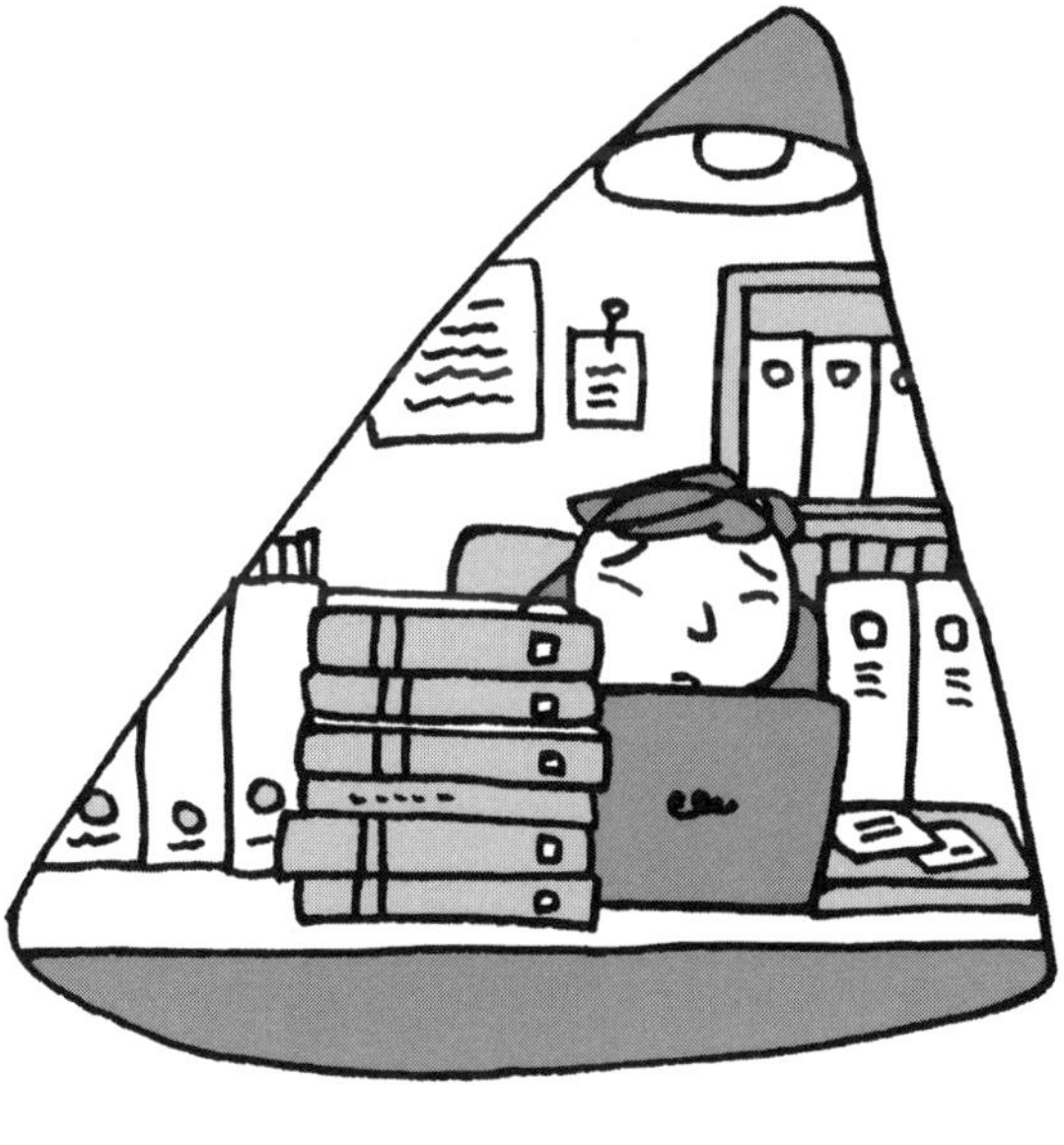

「失敗回避型」の心理メカニズム

次から次へといろいろなことに興味が湧いて一つのことに集中できず、やる気が長続きしないのが失敗回避型です。

資格取得、スキル修得といった自己啓発、あるいは、収入アップや名声を得るといった社会的成功をめざすものの最後までやる気が持続しない。本を読んだりセミナーに参加して、いったんはモチベーションが上がるもののアレコレ考えているうちにはじめの一歩が踏み出せないままいつの間にかやる気が減少する。あるいは、同時にいろいろなことに興味を示してしまい、結局どれも中途半端なままで成果が得られないうちにやる気がなくなっていく。「失敗したくない」という思いが強いために成功の可能性が高そうなことに興味を示しますが、他にもっと成功の可能性が高いものを見つけると、今度はそちらに興味が向いてしまうからです。

さて、このような失敗回避型の人がやる気が起きなくなる傾向を分析すると、いくつかのパターンがあることがわかります。やる気が起きなくなるタイミングがいくつかあって、それを整理すると次の五つに分けることができるのです。

①情報を集める時

興味を持ったことについて、手当たり次第情報を集めてしまい、すべてじっくり読み込んで納得してから取り掛かろうと思っているうちにやる気が起きなくなる。

②情報を読んだ時

「なるほど！　これはいいことを聞いた」と目からウロコが落ちるような情報を知ってワクワクするものの、いつか実践しようと思っているうちにやる気が起きなくなる。

③計画を立てる時

いろいろなアイディアが湧いてきて「アレもコレもやりたい。どれから取り掛かろうか」と迷っているうちに、計画が具体化できないままやる気がなくなってしまう。

あるいは、何かをやろうと計画を立てようとしたところ、今の自分には知識やスキルが不足していることがわかって自信をなくしてやる気が起きなくなってしまう。

④計画を立て終えた時

計画を立てたことで「一段落ついた！」とスッキリしてしまい、「後は取り掛かるだけだ。そのうち取り掛かろう」と考えているうちにやる気がなくなってしまう。

⑤一つ行動した時

とりあえず行動したことでスッキリして、せっかくだから他のことも並行してやろうと考えてしまい一つのことに集中し続けることができず、やがてやる気がなくなってしまう。

それでは、これら五つのタイミングについてもう少し詳しく分析しながら、それぞれの対処法について紹介していきましょう。

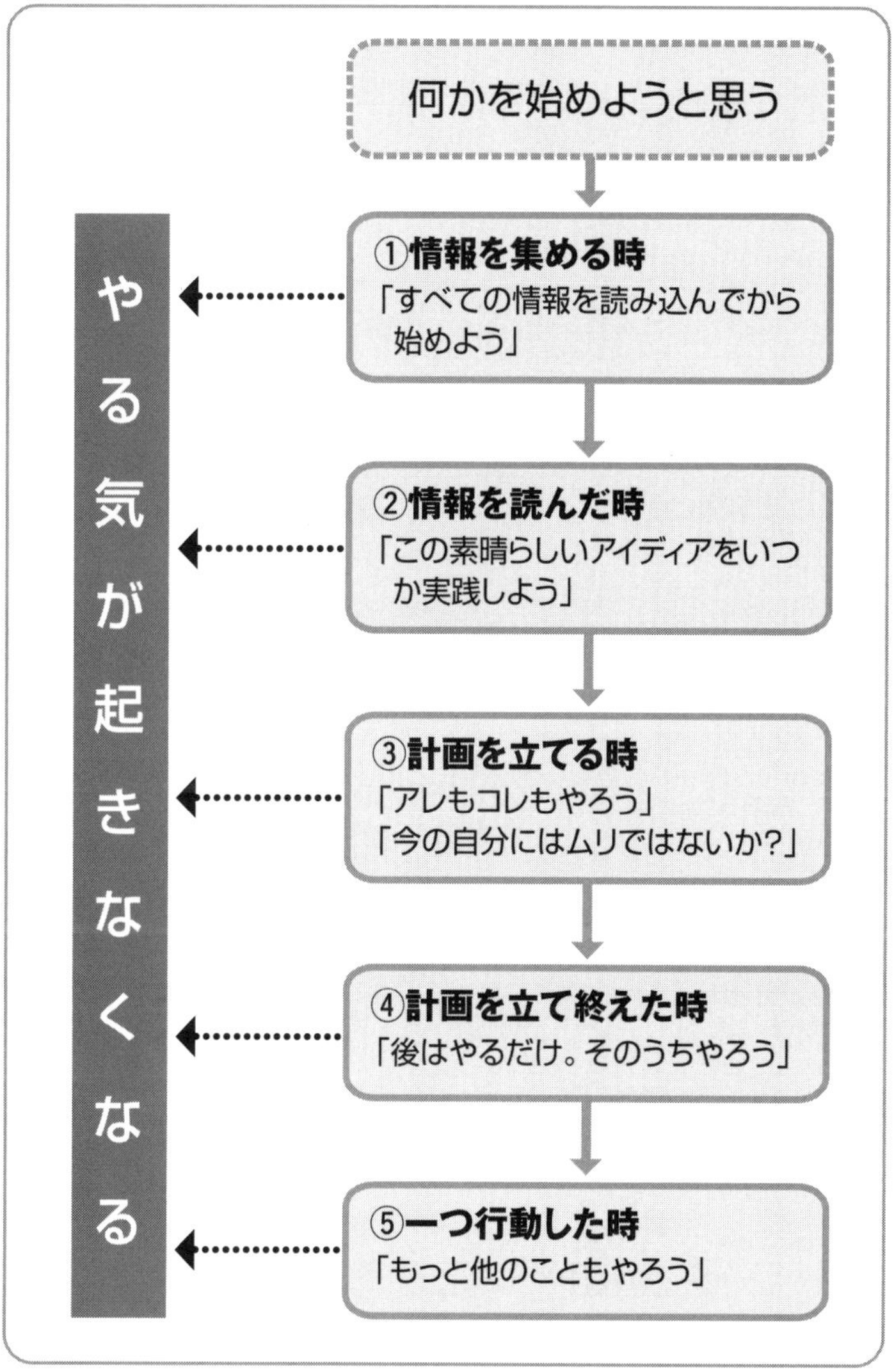
何かを始めようと思う
①情報を集める時
「すべての情報を読み込んでから始めよう」
②情報を読んだ時
「この素晴らしいアイディアをいつか実践しよう」
③計画を立てる時
「アレもコレもやろう」

「今の自分にはムリではないか?」
④計画を立て終えた時
「後はやるだけ。そのうちやろう」
⑤一つ行動した時
「もっと他のこともやろう」
やる気が起きなくなる

「失敗回避型」の対処法

ポイント① 情報を集める時

何か新しいことに取り組む時には、情報があった方が有利なのは言うまでもありません。特に今はさまざまなノウハウが世の中にたくさん出回っています。

資格を取るための効率的な勉強ノウハウ、売上げをアップさせるためのセールスノウハウ、副収入を得るためのノウハウなど、おそらく今この本を読んでいるあなたも、多かれ少なかれこういった情報を入手して学んでいるのではないかと思います。こういったノウハウは成功者たちの知恵や工夫であり、実際に役立つと思えるものが多いので、手に入れて活用したくなるのは当然です。

しかし、失敗回避型に陥ってしまう人は、より成功の可能性が高いものを求める意識が強いためにノウハウコレクターになりやすく、どんどん情報を集めてしまいます。せっかく得た情報なのでどれもしっかりと理解しようと考える一方で、また新たな情報に興味を持って入手してしまい、集めた情報を読む間もないままどんどん情報がたまっていってしまうのです。

これではまるで注文が殺到しているのに商品をつくるのが間に合わないお店のようです。コンピューターにたとえると、インプットされた情報量が処理能力を上回っている状態です。実は、**人間の脳の働きもコンピューターと同じように一度に処理できる能力には限度があります。**

たとえば数学の計算問題にしても、一定時間に解ける問題数には限度があります。三十分で百問解答するのがやっとの人に二百問の問題を解答させようとしても無理なのは仕方がないことです。

そして、情報を集めすぎて脳が処理できる限度を超えてしまうと、コンピューターがシステムダウンするように脳も機能停止状態になってしまい、そうなるとしばらくは何もやる気が起きなくなってしまうのです。コンピューターがシステムダウンしてしまうとウンともスンとも言わなくなるように、人間の場合もやる気が起きなくなると一つずつコツコツと処理することすらできなくなってしまいます。

もちろんコンピューターと人間の脳は違いますので、このような働きのメカニズムは厳密には異なるものですが、イメージとして理解できるのではないでしょうか？

情報過多状態を抜け出す対処法

さて、このように集めた情報の量が脳の処理能力を超えてしまった状態を情報過多状態と言います。情報過多状態を抜け出すには、コンピューターを復旧するのと同じように脳も再起動しなければなりません。

そのためには、**いったんすべての情報を目の前から隠すことをします。**ノウハウ本が机の上に山積みになっているのであれば、見えないようにするためにダンボール箱の中にすべて収納してしまってください。山積みの資料はファイルに綴じるか封筒に入れるかして机の引き出しにしまったり、本と同様にダンボール箱の中に入れてもいいでしょう。パソコンのデスクトップ上に保存してある文書ファイルは、画面上には見えない場所に移動することをお薦めします。

「でも、せっかく手に入れたノウハウを隠してしまうのはどうも不安だ」と思う人がいるかもしれません。「隠してしまったらもう二度と見なくなってしまい、せっかくの手に入れたノウハウが活かせなくなるのではないか」と考えてしまうのでしょう。しかし、勇気を出して指示通りにしてみてください。どっちにしろこのままではそのノウハウを実践することができませんので、やってみる価値はあるのではないでしょうか?

そして、指示通りやってみた人は実感としてわかるはずですが、生まれ変わったようなとてもスッキリした気分になります。「本や資料を読まなきゃ。でも時間がない」と、焦ったりイライラしていたあの頃が遠い過去のように思えてくるはずです。

このようにスッキリしたところで、いよいよノウハウの実践に取り組む番です。

ただし、すべての情報を再び元の場所に戻すのではなく、どれでもいいので、どれか一つ、**頭に思い浮かんだ本や資料を一つだけ取り出して、まずはそれから取り組んでください。**直感的に思い浮かんだものから取り組むことに不安を感じるかもしれませんが、それを選んだのは何かきっと運命的な意味があると自分に言い聞かせるのです。一つずつ取り組むようにしないと元の情報過多状態に戻ってしまい、またやる気がなくなってしまいます。

こうやって一つずつ情報を処理していくうちに、これはもっと深めてやってみようと思えるものがあったら、次の情報には手を伸ばさずに目の前のことを続けて実践しましょう。

このやり方は、情報過多状態を抜け出すためにとても効果がある方法ですので、ノウハウ本や資料が山積みになっている人は信じてぜひ試してみてください。

ポイント②　情報を読んだ時

今はたくさんのノウハウ情報が世の中に出回っていると言いました。成功者たちの知恵や工夫が詰まったその情報は、目からウロコが落ちるような今まで自分が知らなかったノウハウだったかもしれません。そのようなノウハウに出会った瞬間というのは、ワクワクして気持ちも高揚し、これなら自分も成功できるのではないかと明るい未来を想像したり、いいことを聞いたので誰かに話したいという衝動にかられたりすることも多いでしょう。

実は、この時の高揚感がクセ者です。というのも、この時のワクワクした気持ちの高揚がそのまま行動につながればいいのですが、失敗回避型の人によく見られる傾向として高揚感だけで気持ちが満たされてしまい、行動を起こすためのやる気が湧いてこないことがよくあるのです。

さらに悪いことに、「あとでじっくり具体的にどうやって実践していくかを考えよう」と思ってしまうとせっかくの高揚感を行動につなげることができず、そのうちやろうと思っているうちに高揚感も薄らいでいき、結局やる気が起きなくなってしまうのです。

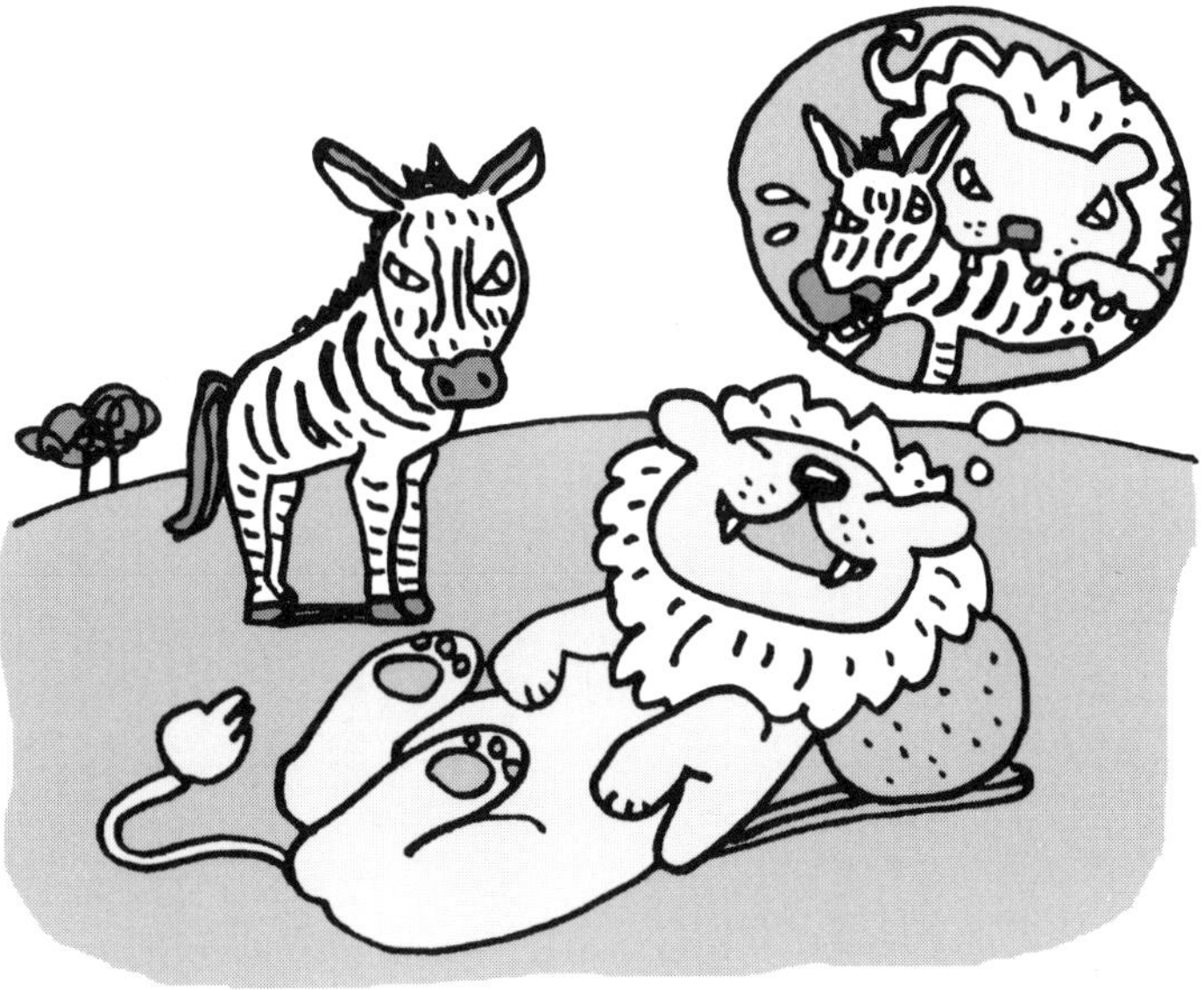

ガス抜き状態を抜け出す対処法（その1）

このように一時盛り上がった高揚感がウソのように薄れてしまった状態をガス抜き状態と言います。まるで膨張していた風船の中のガスがすうっと抜けてしまってしぼんだような状態です。気持ちが高揚し過ぎた分、その反動で気持ちが萎えてしまったとも考えられます。

「これは画期的だ」と思う情報を聞いて気持ちが高ぶった後、時間が経ってからいざその情報を活用しようとした時になんとなく違和感を覚え、「聞いた時は素晴らしい情報だと思ったのに今はそれほどでもない」と思ってしまった経験をしたことはありませんか？　目からウロコが落ちるような情報を聞いた時というのは気持ちが盛り上がりがちですが、後で冷静になってみるとそれほど画期的ではなかったり、現実的に実行は難しかったりして、結局は使えない情報としてお蔵入りしてしまうのはよくあることです。

ですから、新しい情報を得た時に気持ちの高揚感を味わい過ぎないように、**早めに冷静になって現実的な活用を考えることが必要**になります。ガス抜き状態になってしまうとそこから回復するのは難しいので、そうなる前に回避することが大切なのです。

それには、想像をほどほどにしてすぐに行動に移すことに尽きます。「いいことを聞いた」という気持ちをすぐに行動につなげることが必要だということです。そのためには、気持ちだけ高揚し過ぎないように想像をいったんストップすることが役に立ちます。

具体的には次のようにすると効果的です。

想像が始まったら、目の前で手をパン！と叩きながら「ストップ！」と言ってください。そして、ノウハウ情報を実際の行動に移すための計画づくりに取り掛かってください。人前でやっても目立たないようにするために、こぶしをギュッと強く握るとか、自分のモモにこぶしをグリグリ押しつけるとか、想像を中断するために有効な身体への刺激方法を白分なりに考えてみてもいいでしょう。

目からウロコが落ちた感動の余韻に浸りたい気持ちはとてもよくわかりますが、これからはそこをグッとこらえて、実際の行動につなげるためにできるだけ早く計画づくりに移すことを実践してみてください。そうやって想像をほどほどにしてやめることで、ガス抜き状態になってしまうことを防ぎ、ノウハウ情報を得たのにやる気が起きないという状況を回避できるはずです。

ところで、ガス抜き状態になった時に「あとでじっくりと考えてから取り掛かろう」と思うのは、おそらく次のような考え方をしているからです。「あとでじっくりと腰を据えてやろう。今やると中途半端で終わってしまう可能性がある」

なぜ、このように考えてしまって今すぐにやろうとしないでしょうか？　このように考えてしまう理由は、「じっくり時間をかけて取り組むことでいいものが生まれる」と信じているからです。果たしてこの考え方は本当に正しいのでしょうか？

一般的に言えば、**成功する人はアイディアをすぐに具体的な行動計画にまで落とし込むことで成功しています。**

そもそもあとで時間をかけて取り組むということは、今考えたことをもう一度繰り返して検討することになりますので時間のロスが生じます。また、「あとでやる」ことは、**「あとでやらない」という可能性を含んでいる**ことにもなります。成功した人のノウハウを真似するのであれば、その人の行動までも真似しなければ本当の効果が期待できないのではないでしょうか？

ポイント③　計画を立てる時

情報をキャッチするアンテナが高く、いろいろなノウハウを入手してはいろいろなアイディアが湧いてきて、それらのアイディアを書き留めた多くのメモに埋もれてしまっている人がいます。好奇心が旺盛であり、いろいろなアイディアを思いつくような思考力が豊かな人だと言えます。「本当のことを言えばもっともっとアイディアは思いついていて、メモに書き出した以外にもたくさんのアイディアがあったんだ」と言う人もいるかもしれません。そういう人はたくさんのアイディアが生かせないことでイライラしてしまい、そのためにやる気が薄れてしまうことがあります。

しかし、実はたくさんあるアイディアも断片的なものがほとんどであって、一つひとつがまだ完成されていないことが具体的な計画に落とし込めない本当の原因なのです。また、すべてのアイディアを生かしたいと思うあまりに収拾がつかなくなってしまっていることも、具体的な行動計画をつくれない原因です。こうして、結局どのアイディアもずっと温めたままで終わってしまう状態になりがちです。

一方で、具体的な計画を考えていくうちに想像していた以上にいろいろな知識やスキルが必要なことがわかって、それらは今の自分には不足していることを認識して自信が持てなくなり計画をつくるのをやめてしまう人もいます。

アイディアをいろいろ思いつきすぎてしまう人、自分の能力に自信が持てない人。計画をつくろうとするものの、つくる以前にやる気が起きなくなってしまうのはこのような傾向がある人たちです。

アイディアがまとまらない状態を抜け出す方法

いろいろなアイディアがひらめくのに、具体的に表現する前に新たなアイディアがひらめいてしまってなかなか考えがまとまらないというのは、**思考速度と表現速度の違い**が原因です。つまり、思考速度の速さに対して、頭に浮かんだ考えを紙に書き出す表現速度が追いつかないのです。頭に浮かんだ考えを紙に書いたりパソコンに入力しようとする速度は、たいていの人の場合、思考速度には追いつかないものです。それだけ頭の回転は手の動きよりも速いのです。

では、どうすればいいかというと、考えたことを表現する手段の中で最も速いものを使うのがベストでしょう。それは、**しゃべる**ということです。考えたことを紙に書こうとせずに、**言葉にして録音**すればいいのです。その際に注意したいことは、意味のある文章としてまとめようとはせず、また、前後のつながりを考えようとはせずに、思いついた単語や文節を言葉にしてみることです。そして、ある程度しゃべり終わったと思ったら、次は録音したものを再生して、ひたすら紙に書きとめたりパソコンに入力することに集中してください。

もちろん、何度も再生しながら記録することになるでしょう。その際のポイントは、耳で聞いたことを記録することに集中して、いっさい追加のアイディアを考えないことです。もし、アイディアが思いついてしまったとしてもそれを加えないというルールを守ってください。すべて記録し終わったら、それを眺めながらさらに思いついたことを録音し、また再生して記録する、という作業を繰り返します。これは**思考と表現の分離**ということであり、この方法を試していただくとわかりますが、続けていくと思考と表現の速度が合い始めます。

頭に浮かんだアイディアを記録したいのに「それができない」と、もどかしさを感じている方はぜひ試してみてください。また、この方法によってアイディアメモだけが増えてしまって、それが生かされないままに放置されてしまうことも少なくなるはずです。

自分の能力に自信が持てない時の対処法

一方で、計画の遂行のために必要な知識やスキルが今の自分にはないことがわかって、自信をなくした時にはどうすればいいでしょうか？

その答えはとてもシンプルであり、自分自身でもすでに頭ではわかっているはずです。

その知識やスキルを身につけるために勉強したり訓練を受けたり、あるいは、すでにその能力を持った人にお願いして代わりにやってもらったり手伝ってもらうしかありません。つまり、勉強やトレーニング、他人への依頼も、計画の中に含めればいいのです。現実的に考えて今できないことは逆立ちしてもできません。能力が不足していることに取り組んで、もしそれが成功したとしたらそれはまぐれにすぎません。

能力がないまま、いちかばちか、まぐれに期待して行動するか、しっかりと能力を身につけてから計画を実行するか、どちらを選ぶかは自分自身です。何か素晴らしい解決方法を期待していた人はがっかりしたかもしれませんが、現実の世界には魔法の杖はないのです。

ポイント④ 計画を立て終えた時

先ほど「②情報を読んだ時」のところで、高揚感だけで気持ちが満たされてしまうと、やる気が湧いてこないと説明しましたが、同じように計画が完成したことで気持ちが満たされてしまうとやる気がなくなることがあります。

計画書をつくるにあたっては、必要なもの、準備しなければならないものをリストアップしたり作業分担をしたり、いろいろなことを想像して企画しなければなりません。失敗回避型の人が取り組むのは常に新しい企画であり、経験していないことだらけですから、想像力を働かせるだけでも大変な作業になります。

そして、ようやく計画書が完成した時には、精神的にも肉体的にも疲れがたまってしまうことになるのです。そうなると、「今日は疲れたので日をあらためて実行しよう」とか、「後は取り掛かるだけだし楽勝だ」と考えてしまいがちです。

しかし、後日、実行しようとすると、計画を立てた時の盛り上がった気持ちが薄れてしまっていて、あの時感じた情熱を再び感じられなくなったり、計画に足りないところが見つかっても今さらもう一度計画を見直すのも面倒な感じがして、それを実行するためのやる気が起きなくなってしまいます。

ガス抜き状態を抜け出す対処法（その2）

このケースも先ほどのガス抜き状態と近い状況です。

つまり、実際には行動していないのに計画をつくっただけで行動したような高揚感が生じ、気持ちが盛り上がった分だけその反動で気持ちが萎えてしまうのです。特に、計画を立てるのは大変な作業ですので、一度その作業を終えてしまうとまた再びあの面倒な作業はしたくないと無意識のうちに思ってしまうことがあります。

しかし、計画というのは一度考えたものが修正なしで最後まで遂行されることは稀です。実行前の段階で何度も見直す必要はあるでしょうし、また、**実行しながらも軌道修正のために計画の見直しは必須**と言えます。それなのにアレコレ考えてしまって、なんとなくやる気を起こすことができなくなるのです。

ガス抜き状態と近いということで、同じように想像をストップしてとにかく行動に移す取り組みが役に立ちます。面倒くさいという気持ちを感じたりアレコレ想像が始まったなと思ったら、目の前で手をパン！と叩きながら「ストップ！」と言って思いついた作業から取り掛かってください。そうやって少しずつ取り組んでいくと、ペースがつかめてきて次第にそんなに苦労しないでも行動できるようになるものです。

やる気がなくなった状態からやる気を呼び起こすのは難しいのですが、**いったんやる気が芽生えてきたら、それを大きくすることは比較的簡単**になります。長い距離を歩かなければならない時、歩き始める前は重い腰を上げるのは大変ですが、いったん歩き出してしまえば、歩き続けるためにそれほどやる気は必要ないはずです。

ポイント⑤　一つ行動した時

情報を読んだ後の高揚感や計画を立て終えた後の盛り上がった気持ちのまま、勢いで最初のステップを行動に移すことができてしまう場合があります。このように最初のハードルをクリアすることで、後はいつでもこの調子でいけるという気になるところに落とし穴があります。

後日、続きをやろうとした時に、前回のようにスムーズにできる場合がありますので、その時はそのままの勢いでさらに続けることができるかもしれません。

しかし、ちょっと行き詰まることがあると、計画を見直したり変更するのが面倒な感じがして、そう感じた途端にやる気が失せてしまうのです。

そしてもう一つ、この調子なら並行して他のこともできるのではないかと思ってしまうところにも落とし穴があります。

並行していくつかのことにチャレンジしてしまうと、どうしても興味と集中力が分散してしまいます。そうなると頭の中で同時にいくつものことを考えることになり、そこに時間を費やしてしまう分、実際の行動を起こす時間もなくなり、焦ってしまってやる気が失せていくのです。

ガス抜き状態を抜け出す対処法（その3）

このケースもガス抜き状態です。

いったん気持ちが盛り上がってから休んでしまう（ガス抜きしてしまう）と、再開が難しくなるのです。

難しくなる理由は、「また面倒なことをしなければならないのはイヤだ」という気持ちです。前回やったことが苦労を伴っていたりすると、行動を再開する時にその記憶がよみがえってきてためらうことになります。

また、いろいろなことを並行してやらなければならないと思ってしまうと大変なことになりますので、「面倒なことは避けたい」気持ちにスイッチが入り、やる気が起きなくなるのです。

この場合の対処法はガス抜き対策と同じで、想像をストップしてとにかく行動を再開すること。そして、**一度に複数のことをやろうとせず、一つのことが軌道に乗るまでもう少し絞って取り組む**ことです。

「新しいことへのチャレンジは大変なものだ」という前提があります。大変なことをする際には面倒な気持ちはつきものですので、その気持ちの壁を乗り越えるためにも空想はほどほどにした方がいいのです。

■新たな視点を持とう

ここまで失敗回避型の克服法を紹介してきましたが、実はいずれも対処的克服法に過ぎず、根本的な問題を解決するものではありません。このタイプにはもっと見直すべき心理的課題があるのです。

「何かを成し遂げたという実感を得た経験がない」
「完全燃焼したことがない」
「このままでは終わりたくない」
「何か偉業を成し遂げたい」
「自分の適性が生かせることをやりたい」
「しかし、それが何なのかまだ見つかっていない」
「やりたいことが見つからない」
「自分の適性が生かせること、本当にやりたいことが見つかれば、きっと成功するはずだ」

このように、自分の能力をフルに発揮していつか他人からうらやまれるような成功をしたいと夢見ているところにその課題があります。これはまさに自分探しの状態です。

なぜこのように思ってしまうのでしょうか？　それは自己万能感が強いためだと考えられます。

自己万能感とは「自分には能力があって何でもできる」という感覚です。このタイプの人は自己万能感を強く持っているために、「今はまだ成功していないが本当は自分には隠れた能力があるので、それが開花すればいずれ成功できる」「自分には他の人にはない可能性がある」と信じているのです。

この自己万能感はプラスに働く面とマイナスに働く面があります。

プラスの面は、常に自分はマダマダだと思い成長する努力を怠らない面です。「自分の能力はまだこんなものではない」と自分に満足できず、常にもっと上をめざそうとするのです。

一方、マイナスの面は、失敗を極度に恐れてしまうという面です。「自分には能力があるので失敗するはずがない。失敗は許されない」と無意識のうちに思っていて、そのため、「失敗しないように」と行動が慎重になってしまうのです。

このように、「失敗せずに必ず成功したい」と考えるために、自分の適性に合ったもの、効率的に成功できるもの、短期間で確実に成功できるものを探してしまいます。そして、成功ノウハウを追い求めてしまったり、面倒くさい思いをして行動を起こすのを避けてしまうのです。また、自分には能力があると思うために並みの成功では納得できず、有名になれるもの、儲かるものでなければチャレンジする意味がないとも考えます。

つまり、「チャレンジするなら短期間で確実に成功するものでなければならないが、それが並みの成功では納得できない」と思ってしまうのです。しかし、そこに矛盾があります。確実に成功するものは簡単なものだけであり、それでは並みの成功しか得られません。

さらに、自分の能力や適性が発揮できるものを探してしまうために、どれか一つのことに絞り込んでチャレンジし続けることにも抵抗感を持ちます。どれか一つに決めてしまうと、もしそれが自分の能力や適性に合ったものではなかったら、それまでの努力がムダになってしまうという恐れがあるからです。


このタイプの人にとって、成功は「自分は有能な人間である」ことの証明です。ですから、他人よりも大きな成功をめざします。一方で失敗は「自分には能力がない」ことが証明されることです。

しかし、「自分には能力がある」と信じていたいので失敗を極度に恐れます。もしも「自分に能力がない」となると、それは自分という存在が崩壊することを意味するからです。「失敗すると自分の存在価値がなくなる。だから、成功して自分の存在価値を証明したい」

と考えるのです。

このように、このタイプに見られる効率的で確実な成功を求めて失敗を避けようとする傾向が、自己万能感によるものだと理解できたでしょうか？

この心理的課題があるためにどれか一つのことに絞って集中してチャレンジし続けることができず、興味が散漫になってやる気が薄れていくのです。

では、この心理的課題を克服するためにはどうすればいいでしょうか？

その克服のための考え方を紹介しましょう。

自己万能感を満たすためには**何か高度な専門性を持つことが役に立ちます。**そこで問題になるのがどの分野を突き詰めるかです。

では、いったいどうやってチャレンジする分野を決めるか、そのためのヒントですが、これまでの考え方では見つからなかったので、まったく反対の考え方をしてみることを提案します。つまり、これまでは、

「自分の適性に合ったものでなければならない」

「効率的に成功できるものでなければならない」

「短期間で確実に成功できるものでなければならない」

「必ず有名になれるものでなければならない」

「必ず儲かるものでなければならない」

「自分の能力や適性が発揮できるものでなければならない」

を探していました。

ですから、**反対に、**

「自分の適性に合っていなくてもいい」

「効率的に成功できなくてもいい」

「短期間で確実に成功できなくてもいい」

「必ず有名になれなくてもいい」

「必ず儲からなくてもいい」

「自分の能力や適性が発揮できなくてもいい」

と考えてみるのです。

そして、「なんとなく好きなこと」「なんとなくやってみたいこと」を一つ決めて、しばらくの間それに取り組んでみてください。

このように言っても、「それでもやっぱり自分の能力や適性に合ったものをやりたい」と思う人がまだいるかもしれません。そんな時は次のように三つの質問を自分に投げかけてみてください。

①自分の能力や適性に合ったものをやることのメリットは何だろうか?

たとえば、「成功の可能性が高い」「失敗して挫折感を味わうことがない」「少ない苦労や努力で成功できる」「面倒なことをしなくて済む」といった答えが思いつくかもしれません。

②自分の能力や適性を気にしないで、とにかく何か一つに取り組むデメリットは何だろうか?

「結局うまくいかなかったら、労力、時間、努力がムダになる」「失敗して挫折感を味わう」といった答えが思いつくことが考えられます。

③自分の能力や適性を気にしないで、とにかく何か一つに取り組むメリットは何だろうか？

この質問の答えとしては、「すぐに取り組み始めることができる」「熟練するために長い時間をかけることができる」「自信が持てるものが一つできる」「自分の専門分野が一つできる」といったものが思い浮かぶかもしれません。

この三つの答えはあくまでも例ですので、自分に置き換えて考えてみてください。そして、これらの答えを総合的に考えて、どうすればいいのか自分自身で結論を導き出してください。

ただし、一つだけ注意すべき点を言うと、「他人よりも優れた専門性は、いくら適性や能力を潜在的に持っていたとしても時間をかけて磨かなければ発揮されない」ということがすべての人に当てはまることを思い出して欲しいということです。世界的に活躍している人は、成功する可能性が高いという理由でチャレンジし続けたわけではないはずであり、**長い時間の努力や訓練の結果としてその専門性や能力を開花させたはず**ですが、どう思われますか？

自分の能力や適性に合ったものを見つけてからチャレンジするものを決めるか、それとも、チャレンジしながら自分の能力や適性が発揮できるものを見つけるか、どちらが自分のやり方として適しているのかを考えて、どうぞ決断してください。

まとめ

失敗回避型の人は、アレコレ考えすぎずにとにかく何かに取り掛かることが大切です。アレコレ考えすぎるのは失敗を極度に恐れるためです。失敗しないで確実に効率的に短期間で成功しようと考えるあまりに、何も決めることができなかったり何に対してもやる気を持続させることができなかったりします。効率的に短期間で成功しようと考えすぎているためにかえって時間をムダにしているのです。

このタイプの人が失敗を極度に恐れてしまうのは、自己万能感が強いためです。「自分には本当は隠れた能力があり、他の人にはない可能性がある」と信じているのです。そのために、失敗は「自分には能力がない」ことが証明されることであり、それが怖いのです。「自分に能力がない」となると、それは自分という存在が崩壊することを意味するからです。

このタイプの人がこの不安を取り除くために必要なのは、高度な専門性を身につけることです。高度な専門性を身につけるためには、自分の能力や適性に合ったものを見つけるまで

何もしないよりも、チャレンジしながら自分の能力や適性が発揮できるものを探す方が近道です。そもそも能力や適性というものは何かに取り組んでみてはじめて確認できるものなのです。

Cさんのその後

Cさんは、そのうち熟読しようと思って机の上に山積みになっていたノウハウ本を、いったんすべてダンボール箱にしまい、視界から消すことにしました。また、いろいろ思いついたアイディアをまとめていたノートもすべて机の引き出しの中にしまうことにしました。本やノートで半分埋め尽くされていた机が広々と感じるようになり、何かに追い立てられていたような焦りや不安もスッキリ解消され、久しぶりに心に平安が戻った気分です。

それから一週間がたちましたが、その間ダンボール箱や引き出しを開けたことはありませんでした。

本業で急な仕事が入ったためにに忙しくなったこともあり、図らずも自己啓発は一時休止になりました。

一週間後、その急な仕事も一段落ついたところで、とにかく何か一つ取り組むことを決めてみようかと考えることにしました。

そして、三年前から担当している今の業務が自分にとって嫌いなものではなく、また、結構うまくこなせていることを考えると、これをもっと深めてみてもいいかなと思いついたのです。社内だけではなく同業者も含めてこの業務の知識について右に出るものがいないくらい究めてみようという気持ちになったのでした。

こうやって一つのことに絞り込むと、これまで「アレもコレも使えそうなノウハウだから勉強しておこう」と思ってノウハウコレクターになっていた習慣がなくなり、今の自分に本当に必要なものだけを選択して、それ以外は無視しても、後ろ髪を引かれる思いはしなくなりました。その分、集中力も高まり、以前よりも仕事に興味が湧いてきて楽しくなってきたように感じます。

以前は他人の成功を本や雑誌で読んで、嫉妬したり落ち込んだりしていたのが今はウソのように他人の動向は気にならなくなりました。

とりあえず、今決めたことをこのまま一生続けるかどうかはあまり考えなくてもいいと思えるようになり、とにかくやれるところまでやってみようと素直に焦らず思えるようになったのです。そう割り切ると、気持ちが一時的に高揚するような感覚はなくなりましたが、そのかわりに毎日静かではあっても情熱が湧いてくるようなやる気を感じられるようになりました。

第5章

何もかもやる気になれない「燃え尽き型」

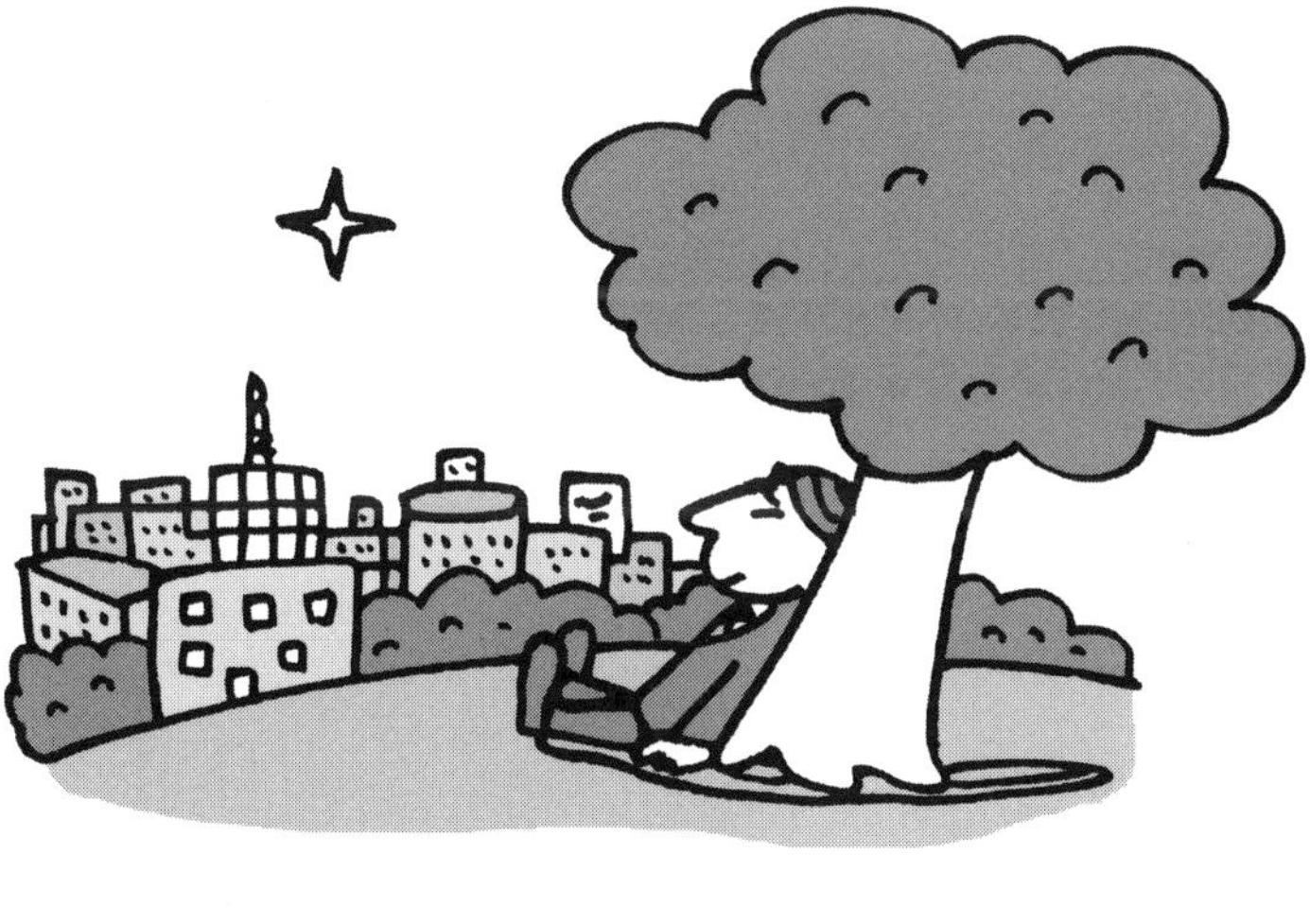

「燃え尽き型」の心理メカニズム

一生懸命がんばっていたのに、ある日突然、何もかもやる気が起きなくなってしまうのが燃え尽き型です。

これまでは夢や目標の実現に向けて、やりがいを感じながらがんばっていたはずです。あるいは、自分の責任をしっかり果たそうと使命感に燃えながらがんばっていたかもしれません。

しかし、がんばってもがんばっても夢や目標に近づいている実感が持てなかったり、今やっていることの終わりが一向に見えずに毎日同じことの繰り返しになっていると、次第に焦りやイラ立ち、不安や落ち込みを感じる機会が多くなっていきます。

こういったマイナスの気持ちを頻繁に感じるようになっていくと、疲労状態が慢性化していきます。そして、高まった疲労感のためにがんばろうという気持ちを持ち続けることができなくなり、やがて燃え尽きたようになってしまうのです。こうなってしまうと今までがんばってやっていた仕事はおろか、生活全般についてもやる気が起きなくなってしまうことがあります。頭では「行動しなければ」と思っていても、「どうしても身体が気持ちについてこない」といった感覚になるのです。

このような焦りやイラ立ち、不安や落ち込みといったマイナスの感情が生じてしまう背景には「無力感」があります。無力感とは、「これ以上何をしてもムダだ」というように今後に希望が持てなくなった感覚であり、「ここまでがんばってきたが、やっぱり自分には目標や夢を実現する力はない」というように自信を喪失した感覚です。

このように「自分は無力だ」という感覚を持つと、「行動することは無意味だ」と無意識のうちに思ってしまうようになります。それがマイナスの感情につながり、疲労感を覚えるようになってやる気が喪失してしまうのです。

この「無力感」が生じてしまうケースには、燃え尽き症候群の研究から次のようなものがあると考えられています。

①成果が得られていない
②プラスの評価がない
③批判的な人の存在

④終わらない仕事
⑤達成不可能な目標

なお、当てはまるのはどれか一つだけとは限りません。これらについてそれぞれ詳しく解説していきますので、どの状況が自分に当てはまっているか一つひとつ確認してください。

自分が置かれている状況がわかることで、燃え尽き型のやる気が起きない状況から抜け出すためのヒントがつかめるはずです。

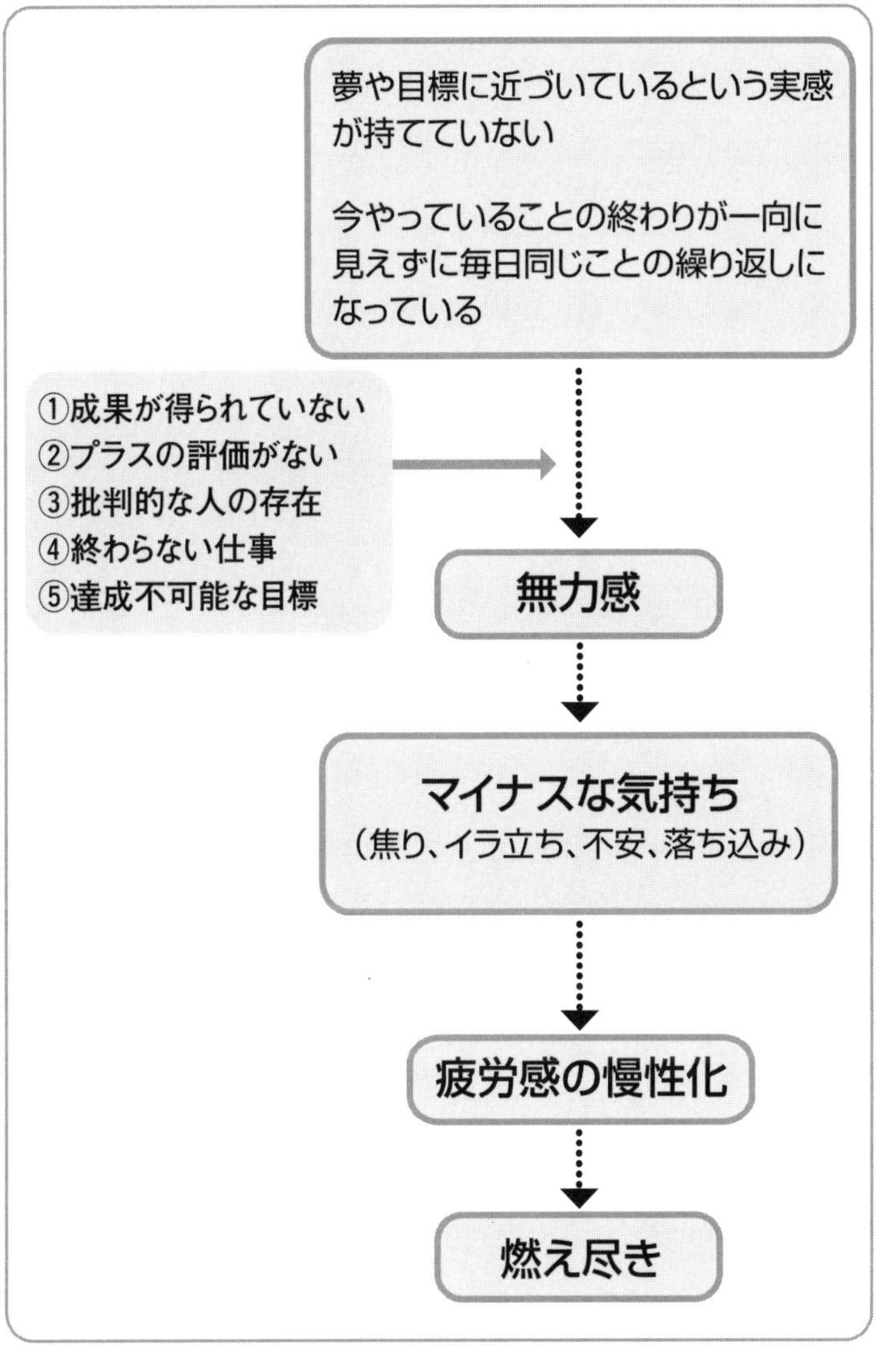
夢や目標に近づいているという実感が持てていない
今やっていることの終わりが一向に見えずに毎日同じことの繰り返しになっている
①成果が得られていない
②プラスの評価がない
③批判的な人の存在
④終わらない仕事
⑤達成不可能な目標
無力感
マイナスな気持ち
（焦り、イラ立ち、不安、落ち込み）
疲労感の慢性化
燃え尽き

ケース① 成果が得られていない

私たちが何かをやる時には、それをやる意味があります。

たとえば、部屋を整理整頓するのは部屋をきれいにするためであり、あるいは、お客さまを招き入れるためだったり、自分が気持ちよく過ごすためだったり、不要なものを排除して必要なものだけを残すためだったりします。

一方で、同じ整理整頓をするにしても、使わないものが乱雑に山積みになっているような大きな倉庫の場合は、やっているうちにやる気が起きなくなってしまうことがあります。「ものがたくさんあり過ぎてやってもやっても全然片づかない」とか、「整理整頓してもどうせまたグチャグチャになるだろう」と考えてしまい、「やっても意味がない」と思うからです。

私たちは、「やっても意味がない」と思うことをやり続けることはできません。そして「やっても意味がない」と思うのは、「やっても成果が得られない」と思う時です。本書のはじめに登場したCさんのように、毎週欠かさずメールマガジンを書いていたのに突然やる気が起きなくなってしまった原因も、「やってもやっても成果が得られていない」と感じてしまったという可能性が考えられます。やってもやっても一向に成果が得られないと「自分は何のためにこれをやっているのだろう?」とやることの意味に疑問を持ち、やがて「これ以上、何をやってもムダではないか?」「自分にはこれ以上はムリだ」という無力感が生じ、やる気が起きなくなってしまうのです。

ケース② プラスの評価がない

成果が得られないことで無力感が生じると説明しましたが、成果についてもう少し詳しく考えてみましょう。成果は「目で確認できる成果」と「目で確認できない成果」に分けることができます。

たとえば職場で、社内の業務改善についていろいろと研究して提案書をつくり、上司に提出したとしましょう。「研究した」「提案書をつくった」といったような行為や提案書のように形として残った制作物が、「目で確認できる成果」です。

これに対して、その行為や制作物に対するプラスの評価が「目で確認できない成果」です。上司に「よく研究したね」と認めてもらったり「素晴らしい提案だ」と褒めてもらうことが「目で確認できない成果」になります。

このように成果は二つに分けることができますが、ほとんどの人がうれしく感じるのは「目で確認できない成果」です。たとえ提案書を完成させたとしても、誰からも承認されたり賞賛されたりしなければ自己満足に過ぎないと思ってしまい、せっかく完成させてもそれを成果とは感じられないものです。こう考えると、人が何かに取り組む目的は、それを完了させるためというよりも、プラスの評価を得たいためであるということがわかります。

ですから、先ほどのCさんがやる気が起きなくなったのも、メールマガジンを読んだ人からプラスの評価が得られなかったことが原因だったかもしれません。「今回の内容はおもしろかった」とか「いつも楽しみにしています」といったような反応がまったくないと、「私は一体何のために情報発信しているのだろう?」と疑問を持つようになって、やる気が起きなくなってしまうのです。

このように、いくら行動してもプラスの評価が得られないと、行動していることに意味を見出せなくなっていきます。特に、創意工夫を凝らしたり勇気を出してチャレンジしたり継続的に繰り返し取り組んでいるにもかかわらずプラスの評価が得られない時には、「私は何のためにこれをやっているんだろう?」という疑問が湧き上がってきて、ついには「もうこれ以上は、やってられない…」と無力感が生じ、燃え尽きたようになってしまうのです。

ケース③ 批判的な人の存在

取り組んだことに対して常に厳しい評価をされる環境にいる人も、「こんなにがんばっているのにもうこれ以上はムリだ」と無力感が生じて、燃え尽きたようにやる気が起きなくなってしまいます。

たとえば、部下の良い所を褒めようとはせず、まるであら捜しをしているかのように常に部下に注意をする上司がいます。褒めると甘やかすことになるので厳しく指導しようと勘違いしている人です。もしくは、自分が新人の頃は厳しく育てられるのが当たり前であり、厳しくされたからこそ、ここまで成長して来れたと信じて疑わないために、親心として厳しく接しているのかもしれません。

また、接客、電話応対、経理や総務、パソコンの入力作業など、ちゃんとやって当たり前でミスは許されない仕事に就いている場合も、プラスの評価を得ることが期待できないどころか、ミスをしないように常に気を配っていなければなりません。チェックが厳しい監督者やわがままなお客さんに満足してもらうように、自分の意見や考えを押し殺すようにして相手の要求や期待に応えるようにしなければならないのです。

このように、自分の創意工夫を発揮することは期待されず、ただひたすら決められた通り、まるで機械のように作業しなければならない環境では、やる気が湧いてこないのは当然です。むしろ、次第に仕事をすることの意味を見出せなくなり、何をやっても無意味だと感じるようになって無力感が生じてきます。このような状態が続くと、最終的には何に対してもやる気が起きなくなってしまうのです。

ケース④ 終わらない仕事

毎日同じ作業の繰り返しで終わりや区切りが曖昧な仕事をしていると、やる気が起きなくなってくることがあります。あるいは、仕事を一つ終わらせてもまたすぐに新しい仕事が発生してやるべき仕事量が一向に減らないような時も同様です。

その仕事を始めた当時は、やる気・やり甲斐を感じることができたかもしれませんが、同じことを繰り返しているうちに、「いつまでこれが続くのだろうか」とか、「いつになったら楽になるのだろうか」といったような、あきらめや、やるせなさを感じるようになっていきます。

やがてその気持ちは、「もうこれ以上やってもムダだ。自分にはどうすることもできない」

という無力感につながり、やる気が著しく低下してしまうことになるのです。

この危険性があるとよく言われているのが介護や看護関係の仕事です。また、仕事ではなくても身内の介護や看護にも当てはまります。介護の場面では、献身的に尽くしているのに、なかなか快復の兆しが見えなかったり、快復の見込みがない場合が多々あります。特に、誰の協力も得られずに、孤立感や孤独感の中で長期間に渡っていくと、いつまでやり続けなければならないのか、何のためにやっているのか疑問に思えてきます。そして、燃え尽きたように動けなくなってしまうのです。

これはバーンアウト（燃え尽き症候群）になってしまう典型的な原因で、医療や福祉、教育などのヒューマン・サービス従事者によく見られるストレスとして一九七〇年代から研究され始めた問題です。バーンアウト（燃え尽き）状態になると、仕事に対するやる気が起きなくなってしまうだけではなく、日常の家事や簡単な行動すらも面倒になる等、何事に対してもやる気が起きなくなってしまうことがあります。頭や体が重い感じがしたり、体を引きずるようなつらさを感じることもあります。

Cさんも「パソコンの電源を入れることさえ億劫に感じる」「日常業務もやっとの思いで行っている」と告白しています。このことからも、Cさんは軽度のバーンアウト状態に陥ってしまっていると考えられます。

ケース⑤ 達成不可能な目標

多くの人が、達成不可能な目標に知らず知らず取り組んでしまっています。

たとえば「ミスをなくそう」「すべてのお客さまに喜ばれるサービスをしよう」といった目標です。こういった目標は、紙にプリントされて貼り出されることはないかもしれませんが、会社のトップの訓辞や上司の話の中で繰り返し言われたりします。そうやって繰り返し言われると、いつの間にかめざすべき目標として頭の中にインプットされてしまいます。

なぜ、「ミスをなくす」「すべてのお客さまに喜ばれるサービスをする」というのが達成不可能なのでしょうか？　たとえば「ミスをなくす」ということですが、人間ですから一切のミスをしないようにすることはできません。また、「すべてのお客さまに喜ばれるサービスをする」ということは、喜ぶかどうかはそのお客さま次第ですから、自分ではしっかりやっていてもそのお客さまが何か他のことでイライラしていたためにどんな良い接客をしても喜んでもらえないケースもあるものです。

もちろん、期間を区切ればミスをゼロにすることもすべての顧客に喜んでもらうことも一時的には可能かもしれません。つまり、「今月はミスをゼロにしよう」というように一定期間であれば達成は可能です。

しかし、たいていの場合、その期間は自動的に延長されていきます。「今月はミスがゼロだったから、この調子で来月もゼロをめざそう」とか、「今月はお客さまからたくさんの感謝状をもらったから、来月ももっと感謝してもらえるようにがんばろう」といったようにです。

こうして達成不可能な目標に取り組み続けていると、いつまでもがんばり続けなければならず、過重労働になって、そのうちに心も体も疲れていくことになります。目標をクリアし続けているうちはいいのですが、必ずうまくいかない時がやってくるものです。そうなると、「もうダメだ」という無力感が生じてしまうことになります。

組織のトップとしては、高い目標を掲げることで社員のモチベーションを高く保ち続けようという思惑があるのかもしれません。その思惑に社員が応えられているうちはいいのですが、無力感が生じて、かえってやる気が起きなくなっては元も子もありません。これはもう高い目標というレベルを越えて、非現実的な目標であり達成不可能な目標ということになります。

同じように、達成不可能な目標には次のようなケースもあります。

たとえば、どんなに優秀な人でも仕事を終わらせるためにはそれなりの時間が必要です。十分な時間がない中で仕事を終わらせなければならない場合も、達成不可能目標が設定されていることになります。

また、スキル面からの達成不可能な目標も存在します。新人など経験が浅い人に、その人のスキルでは達成が難しいような高い目標が割り当てられてしまうことがあります。また、たとえ経験やスキルがあってもできないことは必ずあります。

このように、その人のスキルを越えた目標が設定されることがよく起こりがちです。この場合もまた、達成不可能な目標ということになるでしょう。

「燃え尽き型」の対処法

燃え尽き型の人は、無力感が生じることでやる気が起きなくなってしまったということが理解できましたでしょうか？

ところで、無力感によってやる気が起きなくなった状態は、疲労がたまって限界に達したために**脳が「休みなさい」というサインを出している**と考えることができます。ですから、このタイプの人はまず休むことが大切です。

しかし、元々責任感が強くがんばり屋なので、「自分だけ休むわけにはいかない」と罪悪感を持ったり、「休むのはマズイのではないだろうか？」と焦りや不安を覚えてしまい、なかなか休むことはできないかもしれません。そこで、仕事の性質を分類して休むためのガイドラインを整理してみました。このガイドラインに沿って今やっていることについて考えてみてください。

■休むかどうか決断するためのガイドライン

それではまず、次の質問について考えてみてください。

今やっていることは、他人との関係上、絶対にやらなければならないもの、休むわけにはいかないものなのでしょうか？　それとも自分の都合でやめることができるものなのでしょうか？

たとえば、仕事の対価として給料をもらっている、他に代わりの人がいない、立場上やめるわけにはいかない、あるいは、これまでのいきさつがあるためにやめることができない、といった場合はやめるわけにはいかないでしょう。

一方で、資格をとるための勉強、副収入を得るための準備、といったように発展的な将来のために自分で考えて取り組んでいること等は、今いったん中止したとしても必ずしも困るものではないはずです。

◆自分の都合でやめることができる場合

もし、今、「やらなければ」と思っていることが自分の都合でやめることができるのであれば、思いきっていったん中止することをお薦めします。「中止してしまったら目標達成も延期されてしまう」と焦る気持ちがあるのはわかりますが、このままではいくらがんばろうとしてもつらい気持ちを引きずったままなので効率も悪く、余計にバーンアウト状態を悪化させることにもなりかねません。**いったん休むことでバーンアウト状態は自然に快復していきますので、その後で再開した方が効率も上がって、目標達成には近道です。**

なお、中止する日数ですが、まずは一週間だけ休んでみてください。その間は今までやっていたことをいったん忘れて、できるだけ考えないようにしてみてください。いずれ必ずやる気は湧いてきますので、どうぞ信じて休んでみてください。もちろん、一週間たつまで再開してはいけないということではありません。逆に、一週間たったら再開しなければならないということでもありません。まずは、一週間休むつもりでいったん手を休めて、後は、その時の自分の気持ちと相談して、いつ再開するか、もしくは、いつまで休むかを考えてください。

一方で、今は仕事をやめるわけにはいかない場合です。ここでもう一つの質問に答えてみてください。**その仕事は、近いうちに（一～二年のうちに）終わりが来るものなのでしょうか？　それとも、終わりがいつになるかわからないものなのでしょうか？**

◆近いうちに終わりが来る場合

もし、近いうちに終わりが来ることがわかっているのであれば、それまでの間、なんとか耐えしのいでみようとしてもいいかもしれません。

ただし、可能な限り「思いきって誰かに援助を求める」ということを考えてみてください。「周りの人も忙しいのにそれは迷惑だ」と思うかもしれませんが、自分一人でやろうとして、ギリギリになって「やっぱりできない」となってしまうことの方がよっぽど大きな迷惑をかけることになります。「援助を求めるのはプライドが許さない」「信用を失いたくないから援助を求めることはできない」と思うかもしれませんが、結局つぶれてしまって周りの人に迷惑をかけることの方がよっぽどプライドが傷つき、信用を失うことになると思いませんか？同僚や仕事の依頼先に迷惑をかけないためにも、勇気を出して援助を求めることが大切だとわかるはずです。それに、ずっと援助を求め続けるわけではなく、**とりあえず今の仕事が終わるまでの間だけですので、ぜひ思いきって誰かに援助を求めてみてください。**

ちなみに、援助を求める際のポイントをご紹介します。たとえば、次のように周りの人にお願いしてみてください。「仕事をちゃんとやり遂げたいと思っているが、たくさんの仕事が集中していて身体がつらいんです。このままでは身体を壊してしまい、もっと迷惑をかけることになるので手伝ってもらえませんか？　○○までは私がやりますから、その他の部分をお願いします」といったように、**自分が今感じていることや体験している感覚を正直に、また、自分ができる部分と援助を求めたい部分について明確にして言ってみる**ことです。

つらい時に助け合う気持ちを持っているのが人間です。あなた自身、今まで必死にがんばってきたのですから、周りの人の援助を求める資格があるはずです。

◆終わりがいつになるかわからない場合

最後は、いつまでこの仕事が続くのかわからない場合です。このような場合は、もう少しだけがんばってみようとしても、いつまでつらい現状を耐え続ければいいのかわからないのでがんばろうという気持ちが持てないかもしれません。

そこで、**自分で期限を決めてみる**ことをお薦めします。その期限は、絶対にその時までに仕事を終わらせようというものではありません。「いついつまでにこの仕事が終わって今の状況が変わればいいな」という願望で構いません。この時期までには何か変化が起きそうだ、という希望的観測で結構です。たとえば、「あと半年がんばれば、次の展開が見えてくるはずだ」「一年後には、状況は今とは変わるだろう」といったような希望的観測を持って、自分に信じ込ませるように言い聞かせてみるのです。

心の底から信じられなくても、繰り返し自分に言い聞かせることが大切です。そうすることで心のより所ができて、将来のイメージが開けてきたような気がするはずです。「気がする」だけでもこの場合は大事です。なぜなら、終わりが見えずにやる気が低下している状況ではそのイメージすら持てず、未来永劫このつらい状況が続くような気がしてしまうからです。その上で、近いうちに終わりが来る場合と同様に思いきって誰かに援助を求めてみてください。一時的に援助してもらうつもりで、とにかく、今この時のつらい気持ちをなんとか支えて、持ちこたえることをめざすのです。

そうしているうちに、いずれ状況は必ず変わっていきます。経済状況や世相の変化に伴い会社の方針が変わったり、転勤や配属転換があるかもしれません。あるいは、取り組んでいる仕事がちょっとずつ実を結んでいくかもしれません。いずれにしろ、今と全く同じ状況がずっと続くということはないのです。

つらい状況に置かれている時は、そのつらさに終わりが来るとはなかなか思えないのですが、いつの日か「あの時、あんなつらい気持ちをよく耐えたなぁ」と思い出話として語れる時が必ず訪れることになっています。過去にもつらい状況があったことを思い出してみてく

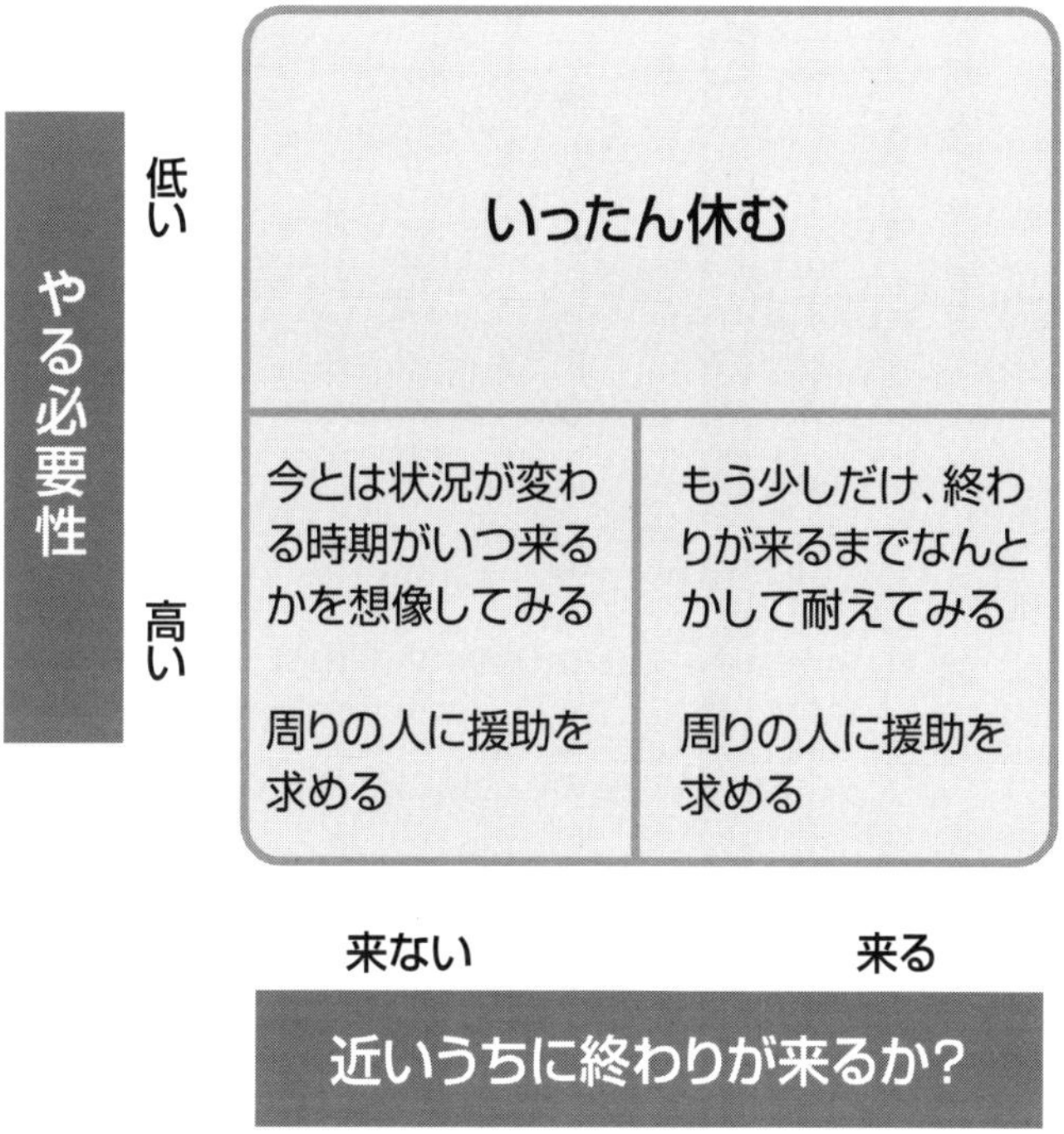
やる必要性
低い
高い
いったん休む
今とは状況が変わる時期がいつ来るかを想像してみる
周りの人に援助を求める
もう少しだけ、終わりが来るまでなんとかして耐えてみる
周りの人に援助を求める
来ない
来る
近いうちに終わりが来るか？

ださい。今考えると、**「あんなこともあったな」と、振り返ることができる**ようになっているはずです。

チェックポイント

その仕事は、↓やらなければならないもの、休むわけにはいかないものか？
↓自分の意思でやめることができるものか？

その仕事は、↓近いうちに（一〜二年のうちに）終わりが来るものか？
↓終わりがいつになるかわからないものか？

行動レベルでの取り組み

次に紹介するのは、いったん休んだ後で仕事を再開した時、あるいは、つらい気持ちをなんとか耐えながら仕事を続けている時にぜひ試していただきたい取り組みです。きっと少しずつやる気が取り戻せるはずです。

◆行動をポイント化する

「何のためにやっているのかわからない」「このままやり続ける意味があるのだろうか？」といったように、やっていることの意味を見出せなくなるとやる気が起きなくなります。

このように、行動することの意味を見失ってしまう状況は、行動した成果が実感として得られない時に多く見られます。

たとえば、「今日一日いろいろ仕事をやってきて疲れたけど、何をやったんだっけ？」と、ただ時間だけが過ぎて「何かをやった」という実感が得られなかった経験はありませんか？特に、毎日同じ仕事を繰り返していると、「この仕事はやって当たり前」という感覚になってしまい、「ひと仕事終えた」という気がしなくなるものです。ルーチンワークをやった経験のある人はこういう気持ちが理解できるでしょう。やって当たり前のことをひたすらやり続けていると感覚がマヒして、「仕事をやった」という実感が持てなくなっていきます。そうなると自分がその仕事をする意味が感じられなくなってしまうのです。

そこで、「仕事をやった」という実感が持てるような取り組みが役に立ちます。それは、行動の実績を目に見える形で認識する取り組みです。具体的なやり方を説明しましょう。

まず、自分の仕事を細分化します。そして、**細分化した各行動にポイントを設定**してください。

たとえば、

・メールに返信する（5ポイント）
・問い合わせ対応をする（10ポイント）
・業務関連の情報に目を通す（10ポイント）
・日報を書く（20ポイント）

といった具合です。

もちろん、これらは業種や職種によって異なりますので、自分の仕事の内容に合わせて自分で考えることになります。また、ポイントの点数は直感に従って自由に決めて結構です。その行動をするために要する労力や集中力を自分なりに考慮して点数化してください。そしてポイントを設定したら、実際にその行動をする毎にポイントを加点し、紙に書いた集計表に記入していってください。

つまり、やったことを得点化して、目に見える形にしていくということです。ですから、実際に表をつくって記入し、集計していく作業が重要です。

	行動ポイント	4/1	4/2	4/3	4/4	4/5
メールに返信する	5	正丅	止	正	止	正一
問い合わせ対応をする	10	下	丅	一	止	下
業務関連情報に目を通す	10	止	丅	下	一	丅
顧客リストの追加、更新	10	一		一		一
ホームページの更新	15		一			
日報を書く	20	一	一	一	一	一
合計		135	95	95	90	110
累計		135	230	325	415	525

▲行動をポイント化し、集計する

このようにしてポイントを集計することによって、行動によって得られた実績を目に見える形で認識することができ、**「仕事をやった」という実感が持てる**ようになります。この実感が持てるようになると、次第にやる気が補充されていくのを感じられるでしょう。

さらに、500ポイントとか1000ポイントとか目標ポイントを決めて、そのポイントが貯まったら**自分へのご褒美として「何かをする」**ということをしてみてください。

たとえば、美味しいものを食べに行く、洋服を買う、コレクションを買い増す、といったことです。

なお、この時、ご褒美の目標ポイントを低く設定し過ぎないようにする必要があります。あまりにも低く設定してしまうと、頻繁に自分にご褒美を与えることになってしまい、ご褒美としての喜びが薄れてしまいますし、お金だって続かなくなってしまうでしょう。理想としては、一ヶ月に一回か、半月に一回程度で到達するようなポイント設定が良いでしょう。

そして、次に大切なのがご褒美の内容です。「何でも好きなものを買う」「どこかに旅行に行く」というように、曖昧なものはあまりお薦めできません。曖昧だとポイントがたまった後で詳しく考えることになりますので、たまってもすぐに実行することができずポイントがたまった喜びが薄れてしまうからです。

ですから、たとえば「買おうかどうか迷っていたあのＣＤを買う」というように**具体的なものにしてください**。それにご褒美を具体的にしておけば、あらかじめ予算と相談することができますので、「お金の使いすぎ」を防止できる効果もあります。

ちなみに、お金を使うばかりがご褒美ではありません。あまり欲しいものがない場合は、**抑えていた自分の行動を許す**ということでもいいでしょう。たとえば「お金を貯める」ことも立派なご褒美になります。「１０００ポイントになる毎に、一万円をヘソクリ預金に入金する」といったことでもいいでしょう。要は、自分が行動ポイントを集めたくなるようなご褒美や、自分にメリットがあるようなご褒美を設定することがコツです。

ちなみに、この行動のポイント化は、面倒な仕事ほど点数が高くなるので、「面倒なこと」→「これをクリアすれば高得点！」と頭の中で置き換えられて、**面倒なことに対しても前向きな姿勢で臨むことができるようになる**という効果もあります。「仕事をやった」という実感が得られずにやり続けている時には徒労感がたまっていくだけです。この方法を用いれば、行動した成果がしっかりと実感できるようになり、やる気を回復させるだけではなく維持することができるようになるのです。

◆適切な目標を設定し、行動計画をつくる

目標が不適切になっていると、仕事の終わりや区切りが曖昧になったり、達成不可能なことに取り組み続けてしまい、いつまでもがんばり続けなければならずに疲労がたまり、やがて無力感が生じてしまうことになります。

そこで、目標を見直して再設定することで、燃え尽き状態の改善を図るとともに悪化や再発の防止をめざします。ところが、自分が決めた目標ではなく会社や上司によって決められた目標もあるので、その場合は自分で目標を再設定することはできないと思われるかもしれません。しかし、そういった公の目標とは別に個人的な目標を持つことは自由です。燃え尽き状態にある自分の身を守るために、適切な個人目標を設定することは重要です。

それでは、目標の適切な再設定のための方法を三つのステップに分けて説明しましょう。

ステップ1　目標が達成可能なものかどうかチェックする

まず、次の質問を自分自身に向けてみて、与えられた目標が現実的に達成可能なものかどうかチェックしてみてください。

□この目標を完璧に達成できるような人が周りにいますか?
□この目標を期限内に終わらせることができる人が周りにいますか?
□この目標は、今の自分のスキルレベルで達成できるものですか?

いかがでしょう? あなたが今取り組んでいる目標は、達成不可能な目標になっていませんか? もし、達成可能であれば、既に適切な目標になっているということです。その時はステップ2を飛ばしてステップ3に進んでください。

ステップ2 目標を達成可能なものに再設定する

運悪く、目の前の目標が達成不可能なものだった場合、どのように考えればいいでしょうか?

高い目標に対してがんばろうとすることで、「自分の能力を試したい」「自分を成長させたい」「自分の株を上げたい」といった気持ちを持ちたいのもわかりますが、仕事をきちんと終わらせることも大事なことだということを忘れてはいけません。

モチベーションが高い状態で、多少ムリをしてでも取り組めるだけの元気がある時はいいですが、「やる気が起きない」あるいは「疲れている」「つらい」と感じている時は、何とかしてがんばろうと思っても高い目標に取り組み続けるのはなかなか難しいものです。

そんな時は、自分を駆り立てようとする気持ちはいったんキャンセルして、まず目の前の仕事を終わらせることをめざして当面の目標を設定してはいかがでしょうか?

その際の注意点としてはポイントが二つあります。

目標を再設定する際の注意点① 期待と現実を分けて考える

まずは、期待と現実とを分けて考えることが大切です。

期待というのは、たとえば「上司はきっと『これくらいの目標は達成して当然だ』と思っているだろう」「『これくらいの目標は達成してもらわないと困る』と思っているだろう」というような上司の期待です。あるいは、「私はこれくらいの目標は達成する人でありたい」という自分自身への期待です。

このような期待があることで、現実的に達成可能ではない目標を設定してしまうことになるので注意が必要です。特に注意したいのが、相手の期待について「きっとこう思っているだろう」と、こちらで勝手に推測しないようにすることです。確かに、上司や会社から実際に高い期待を寄せられているかもしれませんが、そのことが頭に引っかかっているあまりに、「この目標は今の自分にとって達成できる難易度なのか」「時間内に達成できるだけの仕事量なのか」ということを現実的に考えられなくなり、無理をしてしまう恐れがあるのです。

ですから、自分自身で勝手にこのような期待をつくり上げて考えてしまっていないかどうか注意をしながら、**客観的に自分の能力を分析して、設定された期間内に課せられた目標が達成可能なのかどうか**を考えてみてください。

目標を再設定する際の注意点② 期限と内容を具体的にする

もう一つのポイントは、できるだけ具体的にするということです。特に、目標を達成する期限と目標の内容については具体的にする必要があります。いつまでに目標を達成しなければならないのか、また、どのようになれば目標が達成したことがわかるのか、具体的になっているでしょうか? おそらく、そうなっていない場合が多いと考えられますので、次の例のように具体的になるよう見直してみてください。

たとえば、「ミスをなくす」という高すぎる目標の場合、「今から一ヶ月間、○月○日まで帳簿の計算ミスをしないようにする」といったように、**期限と内容を具体的にしてください。**

「すべてのお客さまに喜ばれるサービスをする」といった目標の場合は、喜ぶかどうかを決めるのはお客さまだということを忘れないことが大切です。お客さまはどのようなことをすれば喜ぶのかを明確にすることが必要になります。つまり、どういうサービスが望まれているのか、どういう対応をしてはいけないのか、また、こちら側の方針としてお客さまの要望に対してどこまで対応するつもりなのかを明確にしておく必要があるでしょう。

目標を設定する前にこのあたりを具体的にしておかなければなりません。

このようにして自分にとって適切な目標を設定してみてください。

ステップ3 目標達成のための行動計画をつくる

さて、目標が達成可能なものになったら、会社や上司に見せる必要はありませんが、自分で**定期的に確認できるように、手帳やメモ帳など紙に書き出しておく**ことをお薦めします。

せっかく目標を設定し直しても、忘れてしまっては意味がありません。紙に書き出すことで、目標をいつでも自分で確認することができるようになります。

そして次は、**その目標達成のために、どんなことに取り組むのか**を行動レベルで明確にします。たとえば、「帳簿の計算ミスをしないようにする」という目標に対しては、「毎回、必ず二回再計算をする」という取り組みが考えられるかもしれません。

行動計画を考えた時に、今の自分のスキルレベルでは難しいことがわかる場合もあります。その時は、スキルアップトレーニングが必要になりますので、それも行動計画に入れることになるでしょう。

たとえば、帳簿の計算ミスをしないようにするためにパソコンを活用するのが良いと考えた時、もしパソコン操作のスキルが足りなければそれをマスターすることが当面の目標になるでしょう。つまり、目標達成のための中間目標を設定するということです。そうやって、**階段を一段ずつ上るようにして高い目標に少しずつ近づいていく**のが現実的な行動ということになります。

あとは、目標を達成するごとに次の目標を設定することを繰り返せばいいのですが、これはあくまでも燃え尽き状態から自分を守るための取り組みですので、少し背伸びして高い目標を設定してみようと思えるくらいにやる気が快復したら、必ずしもこの方法を用いる必要はありません。

しかし、燃え尽き状態の再発防止のためにも、今の目標が自分にとって高すぎるかどうかは常に把握しておくことが大切ですので、この三つのステップの考え方は忘れないようにしておいてください。

新たな視点を持とう

最後に、現代の多くの人が燃え尽きてしまう要素を持っていることについて触れたいと思います。もし、あなた自身の中にもこの要素が確認できたとしたら、それを解消することで、今後、燃え尽き状態とは「無縁の人」になることができるでしょう。

結論から言えば、その要素とは**「自分を認めて欲しい」という心の飢え**です。人は褒められたり、感謝されたり、自分のことを高く評価されたりするととてもうれしくなるものです。このような気持ちを感じると、まさに心に栄養が注がれたような感覚になり、やる気が湧い

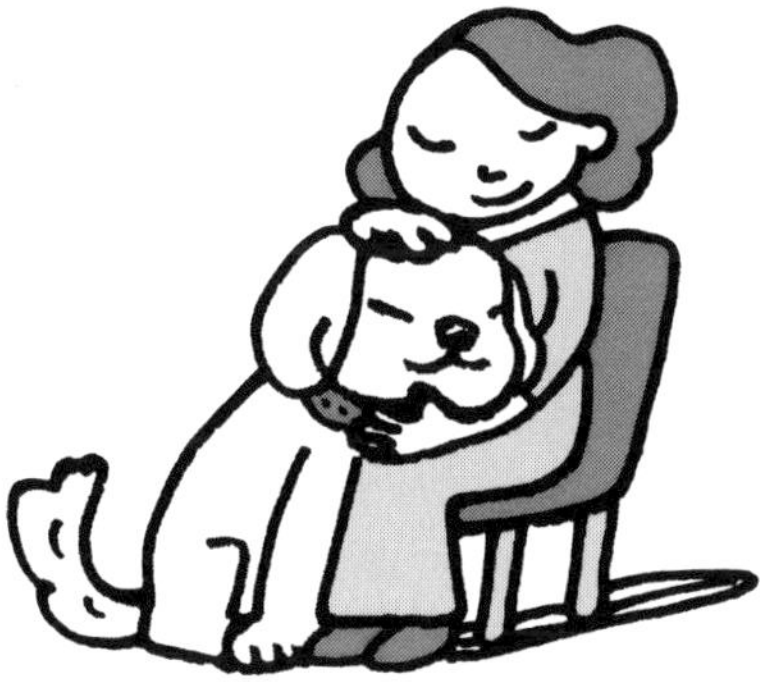

てきて活動的になったり積極的になります。
反対に、がんばったのにまったく褒められなかったり、一生懸命やったのに感謝されなかったり、自分ではよくやっていると思っているのに評価が低かったりするとがっかりしてしまいます。人によっては、褒めてくれない人、感謝してくれない人、低い評価をした人に対して怒りを向けてしまうかもしれません。
このようにがっかりしたり、怒りを感じてしまう理由は、心のどこかで「褒めて欲しかった」「感謝して欲しかった」「高く評価して欲しかった」と期待していたのにそれが叶わなかったからです。
このような期待は、「自分を認めて欲しい」という気持ちから生じています。ですから、褒められなかったり、感謝されなかったり、評価が低かったりすると、「自分は認められなかった」と感じてしまい心が満たされなくなるのです。つまり、心が満たされない状態とは、「自分を認めて欲しい」という心の飢えがある状態だと言えます。だからこそ多くの人は、「認められたい」という気持ちを満たすために、成果を上げようとがんばったり自分を成長させようと努力してしまうのです。

ところで、なぜそんなに「認められたい」と思うのでしょうか？　それは、「認められた」と思うことで、「自分は存在価値がある人間だ」という実感が得られるからだと考えられます。逆に、「自分は認められていない」と思ってしまうと「自分には存在価値がない」ということになってしまいます。要するに、多くの人は自分に存在価値があると感じたいために、認められようとしてがんばっているということが言えるのです。

しかし、ここに多くの人が燃え尽きてしまう原因があります。と言うのも、**褒められたり、感謝されたり、高く評価されたりということは、相手の気持ちや考え方次第であり、自分ではどうにもならないもの**です。それに、いくらがんばってもそれを認めてくれる相手がいなければ、褒められたり、感謝されたり、評価されたりすることはありません。

ですから、他人に認めてもらうためにがんばることは、「認めてもらえないことがある」という危険性と常に背中合わせだということになります。そして、誰にも認めてもらえない時、「自分がダメな人間だ」「もうこれ以上はどうすることもできない」と無力感が生じてしまい、燃え尽きてしまうことになるのです。

つまり、「認められたい」という気持ちに、燃え尽きにつながる可能性が含まれているということになります。


それでは、「認められたい」という気持ちを持っている人はどうすればいいのでしょうか？

どうすればいいのか説明する前に、まず、「認められたい」という気持ち、すなわち、心の飢えを感じていることについて、もう少し詳しく考えたいと思います。

◆心の飢えを感じる人の特徴

まず、人が心の飢えを感じることの意味を再確認しましょう。

がんばったのに褒められなかったり、感謝されなかったり、評価が低かったりすると「認められていない」という気持ちになってしまい、心の飢えを感じるということでした。これを別の角度から考えると、**心の飢えを感じている人は、努力する姿勢、向上心、行動力を持**

っているということが言えます。

これは、現状に満足せず、自分を成長させようとしている生き方とも言えます。このような生き方をする人の長所は、成長への意欲や勤勉さという点にあります。しかし、残念ながら欠点もあります。常に「もっともっとがんばらなければ」と考えてしまい、自分に満足することが難しいという点です。

このような人に見られる特徴としては、
・自分に厳しい評価をしている
・常にがんばっていないとなんとなく不安である
・自分に自信が持てない
ということがあります。

これらは、別な見方をすれば、自分で自分に満足しないようにしているとも言えます。たとえば、過去に何かに取り組んでいた時は精一杯がんばっていたはずなのですが、後で振り返った時には、「もっとがんばることができたはず」と自分の努力に低い評価をしてしまうことがよくあります。「自分はよくやった」と思ってしまうと努力を怠ってしまうのではないかと不安に思ってしまうからです。

あるいは、自分の能力レベルはこの程度ではなくもっと高いはずだと信じたいために、あんな結果で満足してはいけないと考えてしまうのです。

そして、結果に満足してはいけないと思うあまりに達成感を味わおうとはせず、常に自分のあら捜しをしてしまうのです。「あそこはもっと効率的にすべきだった」「もっともっと知識を学ばなければだめだ」というふうにより完璧な自分をめざすため、自分の足りない点をリストアップし、スキル不足を補おうとします。これを続けることで、いつの日か自分で納得のいく人物になれると信じているのかもしれません。

ところが、常に自分の欠点を探し続けているわけですから、どんなに成果を上げても必ず欠点を見つけ出してしまいます。仮に非のつけどころがないような完璧な仕事をしても、「もっと時間を短縮できたはず！」と考えてしまったりするのです。

もし、この人が社会的に大成功し、賞賛を一身に浴び、多くの人から感謝されることになったとしたら、その時この人はどのように考えるか想像できますか？　確かに、賞賛や感謝を受けて一時的には満たされた気持ちになるかもしれません。しかし、すぐに気を引き締め直して、「自分よりももっと成功している人がいる。もっともっとがんばらねば！」「気を抜いてしまうとまた成功することはできない。もっともっとがんばらねば！」と思ってしまい、さらにがんばろうとするでしょう。

このような生き方は、自分を成長させるためには確かに役立つかもしれません。

しかし、**この生き方を続けていくと、いつまでたっても自信を持てないままに**なります。

そして、欠点を見つけ出すことで、「自分には欠点があるから失敗するかもしれない」と、かえって不安を感じることになってしまいます。こうして、生涯、自分に満足することはできずに生きることになるのです。

いかがでしょう? かなり極端に説明してきましたが、「これは自分にも当てはまる」という部分を見つけた人も多いはずです。なぜならこの本を読んでいる人は、やる気の出し方を学んで、もっとがんばろうと思っているはずだからです。

でも、安心してください。いよいよ次は、心の飢えを満たす方法を説明します。

◆心の飢えを満たす方法

賞賛、感謝、評価が得られないと、「自分は認められない」と感じる。そうかといって、賞賛、感謝、評価が得られても、「これくらいで満足してはいけない」と自分を認めないようにしている。これではどうやっても、「自分が認められた」という実感が得られないことになります。もしかすると、八方ふさがりに思うかもしれませんが、大事な点を見落としています。

他人からの賞賛、感謝、評価は、望んでも簡単に得られるものではないかもしれませんが、**自分で自分を認めることは今すぐにでも可能です。**自分で自分を認めることさえできれば、「自分が認められた」という実感が得られるのです。

そして、自分で自分を認めることができるようになると、他人からの賞賛、感謝、評価がなくても、「自分は認められない」と落ち込むことはなくなります。自分が行動したことに対して自分で満足できるので、他人の意見は関係なく思えるからです。

他人からの賞賛、感謝、評価といったものは、あくまでもその人の価値観によって得られるものです。そのため、賞賛、感謝、評価は、得られる時と得られない時があるものです。自分で自分に満足できるようになれば、そういった他人まかせで不安定なものを期待する必要がなくなります。自分さえ満足できれば、他人の賞賛、感謝、評価は関係ないからです。

しかし、誤解しないでいただきたいのですが、他人の目を気にせずに自己満足するのがいいと言っている訳ではありません。また、「他人から賞賛、感謝、評価をもらえなくてもいい」とあきらめることでもありません。他人に喜んでもらうようにがんばるのは大事なことです。

しかし、他人から賞賛、感謝、評価を得ることを主な目的にするのではなく、あくまでも精一杯の努力をして、あくまでもその結果として、賞賛、感謝、評価が得られると考えるのが理想です。大切なのは自分が精一杯がんばったかどうかです。**精一杯がんばったら、それだけで自分で自分を認めていい**はずです。

そして、仮に「精一杯がんばれなかったな」と思えることがあっても、自分を責めずに「あの時は、どうしてもがんばれない状況にあった」と自分を認めることも大切なのです。

さて、ここまで読んで「なるほど」と思ったとしても、これまでずっと自分を認めようとしていなかったのに急に認めようとしても具体的にどうしていいかわからないと思います。

そこで、自分で自分を認めるための考え方のポイントを三つご紹介しましょう。

ポイント1　良い部分を見つけて、それを素直に受け入れる

ひと仕事終えた時には、とにかく終えたことにいったん満足してみてください。どうすればいいかというと、良かった点を一つか二つ挙げてみるのです。あら捜しをする習慣があるためについ反省点を先に思いついてしまうかもしれませんが、グッと我慢して反省点は考えずに、良かった点を考えるようにしてください。

「反省点を忘れないようにして次の成長に生かしたい」という気持ちを持ちたいのは十分わかりますが、それでは今までの思考パターンと変わりませんので、がんばってこらえてください。それに、自分に厳しいあなたは今ここで反省点を書き出さなくてもきっと覚えているはずです。ですから、反省点は後でしっかり確認することにして、今は良かった点を考えてください。

なお、この時、**頭の中で考えたことをぜひ紙に書き出すことをお薦めします**。紙に書き出すことで、客観的に自分の良かった点を確認できるようになるからです。もしも「今回は良かった点が何もなかった」と思ったとしても、見方を変えると良かった点が必ず見つかるものです。

たとえば、やらなければならないことを期限通りに終わらせることができず上司に怒られ

てしまった場合は、「期限通りに終わらせようとした」という責任感や、「期限通りにできなかったことを上司に伝えた」という勇気や正直さがあったわけですから、それが良かった点と言えるでしょう。もしあなたが「このようにうまく良い点に気づくことができない」と感じたとしても、それは「この本に書かれてあることを試してみよう」という素直さであり、その**素直さは成長するためには大事な要素**です。それに、「良い点に気づけるようになりたい」という前向きさを持っているということも確実に良い点だと気づくことができるかもしれません。

そして、自分の良い点を書き出したらそれを素直に受け入れてみてください。「俺っていいところがあるな」「私ってなかなか偉いわね」といった感じで、自分を信じるようにしてみるのです。

しかし、どうしても次のように思ってしまうことがあるかもしれません。「良かった点を挙げるのが大切なのはわかるが、どうしてもそれを素直に受け入れることはできない」「自分の良かった点を見つけ出してもどうも気休めに思えてしまう」。こう感じたとしたら、それは「自分が感じていることに敏感な繊細さを持っている」「自分の気持ちに正直だ」ということではないでしょうか？　そして、「気休めではなく、自分の中の本当の良い点を見つけ出そうとしている」という向上心があるということになると思うのですが、いかがでしょうか？

成長するためには反省点を見つけ出すことは大切なことです。しかし、欠点や問題点にばかり焦点を当てる前に、まずは良かった点を自分でしっかりと認識する習慣を身につけることの方がもっと大切だということをぜひ覚えておいてください。自分で自分を認められないと、心の飢えによっていつか燃え尽きてしまうからです。

ポイント2　自分は常にがんばる人であることに気づく

「常にがんばり続けるためには、現状に満足してはいけない」

本当にそうでしょうか？

確かに、欠点や問題点がわかっていると、がんばるべき課題がわかって目標が設定しやすくなります。

しかし、欠点や問題点ばかり意識して自分で自分を認められず、燃え尽きてしまっては元も子もありません。また、自分を認めてしまうと現状に満足してしまい、成長のための努力を怠ってしまうと恐れているかもしれません。常に欠点や問題点を意識しながらがんばり続けようとする人はもともと成長意欲が強い人ですので、自分を認めたとしても努力を怠ることはないはずです。

自分で自分を認めてみた時のことを考えてみてください。

「自分はよくやっている」

「自分には確かに足りない部分もあるが、それなりに学んできた知識や、やってきた経験がある」

「知識や経験はまだまだ不足だが、向上心や責任感はある」

もし、このように自分で自分を認めたとしたら、それで安心しきってしまってもう努力することをやめてしまうでしょうか?

ただし、自分の欠点や問題点を意識するクセがある人はこれまでずっとそのクセを持って生きてきたわけですから、自分の良い点を見るように変わることはなかなか難しいかもしれません。

クセというものは繰り返し行うことによって身につくものです。ですから、**クセを変えるには新しいやり方を意識的に繰り返す必要があります。**「自分の良い点を見るようにしても、自分はこれまでと変わらずにがんばり続ける人間である」ことを信じて、意識的に良い点を見るようにしてみてください。

自分のことを本当に信じることができるのは他ならない自分自身だけです。自分で自分を信じないとしたら、世界中でいったい誰が自分を信じてくれるのでしょうか？　少なくても、これまでのクセのままでは燃え尽きてしまう危険性がありますので、新しいやり方を試してみる価値はあると思うのですが、いかがでしょう？

ポイント3　自分の存在価値に気づく

仕事ができる。有能。成功している。収入が高い。これらと人間の存在価値とは無関係です。

もちろん、失敗したことやまだまだ未熟であることも、人間の存在価値とは関係ありません。これらは、その人がどんな人なのか、どんなことをした人なのかを説明するための一面に過ぎません。

それなのに、多くの人がこういった表面的な部分を自分の存在価値を証明するものだと勘違いして、成功することで「自分はすばらしい人間だ」と喜び、失敗することで「自分はダメな人間だ」と落ち込んでいるのです。

それでは人間の存在価値とは何でしょうか？

社会にはいろいろな人がいて、それぞれがいろいろな役割を担って生きています。たとえば、組織内にもいろいろな役割の人がいます。リーダーとして引っ張っていく役割の人。リーダーを支えて組織を盛り上げる役割の人。組織の中で決められた仕事をすることで計画を推進する役割の人。中には、リーダーの足を引っ張ることで、リーダーがさらに成長するための役割を担っている人もいます。

組織の中、家庭の中、コミュニティの中など、いろいろなところでいろいろな役割があって、誰一人不要な人などいないはずです。**すべての人がそれぞれ役割を持っているということ**

とは、それぞれが存在する価値があるということです。

「そんなこと言ったって、やっぱり何の役にも立たない人が現実にはいるはずだ」と思う人がいるかもしれません。では、考えてみて欲しいのですが、役に立つとか立たないというのはいったい誰が決めていることでしょうか?

また、もし「自分は何の役にも立たないダメな人間だ」と思うことがあるとしたら、その時は、自分が何らかの条件を満たしていないために自分をダメな人間だと決めつけていることに気づいてください。

誰でも自分で自分に条件をつけているものです。あなたはどんな条件を自分につけていますか?

「仕事を間違わないようにできなければならない」

「誰からも嫌われてはならない」

「失敗してはいけない」

「周りから注目されて感心されるような意見を言わなければならない」

きっと、このようにたくさん思いつくことでしょう。そして、自分がその条件を満たさなかった時に、「自分はダメな人間だ」と思ってしまうことにも気づくでしょう。

自分で考えた条件を満たすためにがんばり続けるのはとても素晴らしいことです。しかし、世の中にはどうしても条件を満たすことができない場面もあるのです。こう考えると、これらの条件と自分の存在価値を結びつけることが無意味だと理解できるはずです。

そして、自分を成長させるために条件を満たそうとがんばっている自分がいることに気づいてください。それだけでも、自分には存在価値があるということになると私は思うのですが、あなたはどう思われますか？

まとめ

燃え尽き型の人は、とにかくまず休むことが一番の対処法です。

しかし、置かれている状況によってはなかなか休むことができない場合もあるので、自分ひとりで抱え込んでしまって周りに迷惑をかけることになる前に、援助を求める勇気も必要です。

そして、燃え尽き状態の克服と再発防止のためにも、**自分で自分を認める姿勢**を持つことが大事です。

そのポイントとしては、いったん自分の欠点のあら捜しをやめて、良い部分を見つけてそれを素直に受け入れること。そして、欠点を意識しなくても自分は常にがんばろうという意識を持っている人であるということに気づくこと。自分でつけた条件を満たさなくても自分には存在価値があることに気づくこと。これらのポイントを常に意識して、自分で自分を認めることができるようになることが大切です。

Dさんのその後

Dさんは、思い切ってメールマガジンの発行をいったんやめることにしました。メールマガジンは自分の都合で中止することができる内容のものだと考え直してみたのです。

この決断は、Dさんにとってとても勇気がいるものでした。中止するかどうか迷った一番の理由は、定着した読者を失うことになるのではないかという不安でしたが、どっちにしろこのままではメールマガジンを書くことができないので、割り切ることにしたのです。

その後、本業の方は発行を中止してから二、三日もすると以前のペースを取り戻し、なんとか必要最低限の仕事はこなすことができるようになりました。しかし、メールマガジンの方はどうしてもやる気にはなれません。書きためておいた下書きを読もうとすると、なぜか身体がこわばってしまうのでした。それから一ヶ月が過ぎ、ようやく、メールマガジンを再開してもいいかなと思えるようになりました。

そこで、再開するにあたり、Dさんは発行に関する作業を細分化してポイントを設定するということを試してみました。

たとえば、書くネタを思いついて下書きしたら10ポイント、メールマガジンを書き終えたら20ポイント、発行手続きをしたら5ポイントというように、各作業に要する労力に基づいてポイントを設定し、加算していったのです。

すると、発行する度にポイントが増えていくことで、行動した成果を実感できるようになり、徐々にやる気が湧いてきました。

そして、再開してから一ヶ月後、目標ポイントの２００点に達したところで、自分へのご褒美として本を出版したい人を対象にしたセミナーに参加することにしました。

このセミナーは以前から参加するかどうか迷っていたものだったのですが、ご褒美として参加を自分に許可したのです。

今後は、本の出版のために必要なステップを見直し、各ステップを短期目標化して、自分の実力を考慮しながら少しずつやるべきことをやっていくつもりです。

あとがきにかえて

やる気が起きないときの心得

冒頭でも触れましたが、私自身、やる気が起きなくなって何も行動できずに苦しんだ時期があります。本書を終えるにあたってその時の経験を少しだけ書きたいと思います。

それは、私が初めての著書を出版する八ヶ月前のことでした。

当時、私は、「いつか自分の本を出版してみたい」という希望を持って、毎週欠かさずメールマガジンを発行していました。発行を開始した頃は、自分の考えを発表することに楽しさを感じながら、ただ純粋に書くことだけに集中していました。

ところが、いつの間にか読者の数を意識するようになっていったのです。

発行当初は「せっかく発行しているのだから多くの人に読んでもらいたい」という気持ちしかなく、どのくらいの人に読んでもらっているかは、ほとんど気にしていませんでした。

そんな時、いろいろな人が「メルマガの読者が増えれば本の出版もできる」と言っているのを聞き、かねてから抱いていた「自分の本を出版したい」という気持ちに火がつき、「自分のメルマガの読者を増やそう！」と強烈に意識するようになってしまったのです。そして、広告を出したり他のメルマガ発行者と相互に紹介し合ったりなど、「いかにして読者数を増やすか」を常に考えていろいろなことを試しました。

しかし、そうした努力はなかなか成果に結びつかず、期待しているほど読者は増えませんでした。そんな状態が続いたある日、私は生まれて初めて燃え尽き状態になってしまいました。突然、本当に何もやる気が起きなくなってしまったのです。

なんとか職場まで行くことはできるのですが、パソコンの電源を入れようとスイッチに手を伸ばしても、あと一押しをする気力が出ませんでした。必然的にメルマガも無断休載ということになってしまいました。

幸いにも、私はカウンセリングのスーパーバイザーである堀之内高久先生からアドバイスをもらうことができました。

そして、なんとか一ヶ月後には、以前のようなやる気が出せる状態に回復することができました。

その時に最も役に立ったのは、次のような指摘でした。「自分の取り組んでいることに対してプラスの評価がないことが燃え尽きの原因です。認めて欲しいという心の飢えがありませんか?」。そう言われて自分自身を見つめ直してみると、確かに「自分を認めてもらいたい」という強い気持ちがあることに気づきました。そのために、認めてもらうためには成功しなければならないと強く意識し、とにかく読者を増やして本を出版しようと思ってしまったのです。

しかし、メールマガジンというものは、新たに読者登録してくれる人がいる一方で、いろいろな理由から登録を解除する人も必ずいます。「おもしろい」とか「役に立つ」からといって必ずしも読み続けてくれるとは限らないのです。そうやって読者の数が伸び悩んだことで、気づかないうちに私の中で「自分をもっと認めて欲しい」という心の飢えが大きくなっていったようです。

さらに、読者の数を強く意識するあまり肝心なメールマガジンの内容の方にまで以前ほど意識が向かなくなっていて、マンネリ化していたのかもしれません。そのような「熱意がこもっていないメールマガジン」に対して読者からの「役に立った」といった声が届くはずがなく、読者の反応がないことでますます「認められていないのではないか?」という疑問が湧いてきて、「認められない自分」を強く感じていくようになっていったのだと思います。

やがて、「認めて欲しい」という心の飢えに耐えられなくなり、「もう何をやってもムダだ」と無力感が生じて燃え尽きてしまったのです。


この状態を克服するために、「私はどうしてプラスの評価が欲しいのだろうか?」と考えてみました。そうやって考えた結果として気づいたのは、「自分の存在価値を感じていたい」という欲求が私の心の奥底にあるということでした。そして、自分の存在価値を感じるためには、自分が成功しなければならないと考えてしまっていたこともわかりました。

しかし、自分の存在価値についてじっくり考えてみて、「成功してもしなくても、私がいるというだけで存在価値はあるはずだ」ということにあらためて気づきました。少なくても私を産んでくれた両親や妻や子どもたちにとっては、私が生きているだけで存在価値はあるはずだと思えたのです。こう考えると、私の心の飢えが生じたのは、私自身が自分の価値を認めず自分の価値に疑いを持っていたのが原因だと言えます。

世界の中で自分を一番理解できるのは誰かと考えた時、それは、家族でも友人でもなく、ましてや会社の上司や同僚でもなく、他ならない自分自身のはずなのに…。

このことに気づいた後、自分の心の飢えを解消するために、あるがままの自分を認めるワークに取り組みました。

まず、自分のイヤな部分、ダメだと思っている部分を書き出します。


「燃え尽きてしまったこと」

「成功している他人を見て嫉妬したり落ち込んだりするところ」

「なかなか思うように良い文章が書けないところ」


そして、そう思ってしまう自分の姿勢を踏まえて、「私は自分の～という姿勢が好きです（評価します）」という文章に穴埋めし、何度も読み返してみて心に湧き上がってくる気持ちを素直に受けとめるのです。


私は、「燃え尽きるのは情けないと思う自分に厳しい姿勢」を評価します。

私は、「成功している他人に負けないように、自分も成功したいという姿勢」が好きです。

私は、「良い文章を書こうとして何度も書き直す姿勢」を評価します。

自分のダメだと思っていた部分を認めることはなかなか難しいことでした。しかし、この文章を何度も読み返すことで、「これはこれで自分にとって役に立つ姿勢かもしれない。こんな自分だけど認めてもいいかな」と徐々に思えるようになっていきました。

この読み返しは、最初は受け入れられなくても継続して行うことが大切です。私も燃え尽き状態が回復してもしばらくの間は継続しました。そして、次第に素直に自分のこんな部分もＯＫだと思えるようになっていきました。

燃え尽きから回復したその後の話ですが、再発防止のために本書で紹介した「行動をポイント化する」取り組みを継続しつつ、メールマガジンの読者数を見ないようにして、書く内容の充実に意識を集中しました。はじめのうちは、やはり読者数は気になりましたが、読者数の表示を見ないようにしていたところ、一週間もするとその表示をチェックしないのが普通になって、それ以来、読者が今、何人いるのかもわからないほど気にならなくなりました。

そして、回復から一ヶ月後のある日、出版社の編集担当者から初めての著書の執筆を依頼するメールが届いたのです。

さて、最後になりますが、本書を終えるに当たってやる気が起きなくなった時の心得を五ヶ条としてまとめました。それぞれの内容と順番を覚えてお役立ていただければ幸いです。

心得その1　やる気が起きない原因を知る

やる気が起きないのには必ず原因があります。原因があるということは、その克服方法もあるということです。まずは、本書でタイプ別に分けた「やる気が起きない状態」の原因を自己分析してみてください。きっとこの状態から抜け出す道筋が見えてくるはずです。

心得その2　一番の問題はストレスであることを認識する

「やる気が起きないこの状況をなんとかしなければ…」と焦れば焦るほど、逆に何もできなくなってしまいます。解決すべき問題は、やる気が起きないことで仕事が進まないことではなく、つらい気持ちやストレスを感じることだということを覚えておいてください。

つまり、なんとか仕事を進めようとするのではなく、ストレスを解消することをめざすことが大切であり、それが解消できれば自ずと仕事にも取り掛かれるようになるのです。

心得その3　あるがままの自分を受け入れよう

やる気が起きなくなってしまった自分を許し、受け入れましょう。がんばろうとしている自分、がんばれなかった自分、そのどちらも大切な自分です。不安や罪悪感を持ったりするかもしれませんが、たまたま今この時に、自分や他人の理想とずれてしまっただけと考えられないでしょうか？

今、ストレスを感じているということは、そもそも自分の理想は何を基準にしてつくり上げたのか、その原点を見つめ直すサインなのです。

心得その4　体を動かしてみる

やる気が起きない原因と対処法がわかったら、あまり深く考え込まないことが大切です。そのためにも、体を動かすことでいったん頭の中を空にしてみましょう。ストレッチをしたり、散歩をしたり、とにかく身体を動かすことです。天気の良い日に思いっきり日光を浴びたり、心地よい風を受けたりして、自然を感じるのは最高です。気分転換を図ることで、次の行動へと踏み出す心の準備ができるものです。

心得その5　行動するタイミングを待つ

やる気というのは不思議なもので、必要な時に湧いてこなかったり、ふとしたきっかけで快復したりするものです。雨の日が続いてもいつかは必ず晴れるように、やる気にも波があるのです。もちろん、やる気をコントロールしようという気持ちは大切ですし、それが可能な時があります。しかし、どうしてもコントロールできない時があることを知って、それを受け入れることはもっと大切です。

「すべてはうまくいくようになっている」

こう思えるバランス感覚を持って、がんばろうとしながらもがんばり過ぎずに、自分の人生をどうか楽しんでください。

参考文献

『バーンアウトの理論と実際』
田尾雅夫・久保真人（共著）、誠信書房、1996年
『仕事のストレスを自分でコントロールする８つの方法』
ビバリー・A・ポッター（著）、高良麻子（訳）、ブックマン社、2003年
『仕事人間のバーンアウト』
横山敬子（著）、白桃書房、2003年
『退却神経症』
笠原嘉（著）、講談社現代新書、1988年
『介護ストレス解消法』
堀之内高久（著）、中央法規出版、2004年
『愛することを選ぶ―自分を解放していくセルフ・ガイド』
E・キャディ／D・E・プラッツ（共著）、国谷誠朗・平松園枝（訳）、誠信書房、1998年

なお、本書で紹介した下記のテクニックは、堀之内高久助教授（横浜国立大）によるスキルトレーニングの中から学んだものです。

第３章
新聞紙でイスを叩く

第４章
情報過多解消のために目の前の情報をすべて隠す
ガス抜きの想像のストップのために目の前で手をパン！と叩く
思考と表現速度を一致させるためにしゃべったことを録音する

第５章
行動をポイント化する

著者紹介

笹氣健治（ささき・けんじ）心理カウンセラー

仙台市生まれ。国際基督教大学教養学部卒業後、ＮＴＴに勤務。現在は、スポーツクラブ、不動産会社を経営。サラリーマンと経営者の経験を生かしながら、頑張っている人が行き詰る心理的問題を解消することをテーマに情報発信とカウンセリングを行っている。著書に『なぜあなたはその仕事を先送りしてしまうのか？』『「仕事がイヤ！」を楽にするための本』（秀和システム）がある。

無料メールマガジンやセミナー情報等は、公式サイト「一歩ナビ」http://www.1po.jp

「やる気」のある自分に出会える本

2006年10月19日初版第１刷発行
2008年６月25日第２刷発行

著　者――― 笹氣健治

発行者――― 小林卓爾

発行所――― 株式会社スリーエーネットワーク
〒101-0064
東京都千代田区猿楽町２丁目6番3号　松栄ビル
電話　03-3292-5751（営業）
　　　03-3292-6192（編集）
http://www.3a-cocoro.com/
振替口座　00140-6-89129

印刷・製本――― 萩原印刷株式会社

ISBN978-4-88319-407-0　C0034

装丁本文デザイン― 斉藤よしのぶ

イラスト――― 大高郁子

編集協力――― 大山佳世
松村敬太郎

編集担当――― 谷岡一也
山中美加子